营养的秘密

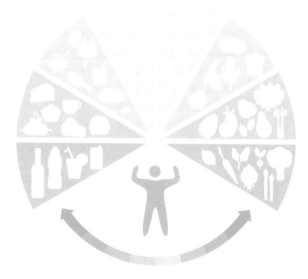

张晔 ——— 编著

中国人民解放军总医院第八医学中心营养科前主任
中央电视台《健康之路》特邀专家
北京卫视《养生堂》特邀专家

U0335096

全国百佳图书出版单位
中国中医药出版社
·北京·

图书在版编目（CIP）数据

营养的秘密 / 张晔编著 .—北京：中国中医药出
版社，2021.2
ISBN 978 - 7 - 5132 - 6331 - 3

Ⅰ . ①营… Ⅱ . ①张… Ⅲ . ①中医学－营养学
Ⅳ . ① R247.1

中国版本图书馆 CIP 数据核字 (2020) 第 140920 号

中国中医药出版社出版

北京经济技术开发区科创十三街 31 号院二区 8 号楼
邮政编码 100176
传真 010-64405721
河北省武强县画业有限责任公司印刷
各地新华书店经销

开本 710×1000 1/16 印张 14.5 字数 217 千字
2021 年 2 月第 1 版 2021 年 2 月第 1 次印刷
书号 ISBN 978 - 7 - 5132- 6331 - 3

定价 49.80 元
网址 www.cptcm.com

社 长 热 线 010-64405720
购 书 热 线 010-89535836
维 权 打 假 010-64405753

微信服务号 zgzyycbs
微商城网址 https://kdt.im/LIdUGr
官 方 微 博 http://e.weibo.com/cptcm
天猫旗舰店网址 https://zgzyycbs.tmall.com

　　"民以食为天"，吃是中国老百姓生活中最不可缺少的一部分。随着中国国力的发展，中国人的生活水平日益提高，越来越多的人开始重视饮食营养。怎样在一日三餐中吃出健康，怎样从平常的食物中吃出功效，日益成为中国现代家庭主妇们关心的问题。

　　中华民族的智慧是令人折服的，早在两千多年前的《黄帝内经》中就提出"**五谷为养，五果为助，五畜为益，五菜为充**"这一观点，为中国人提供了符合现代营养学观点的平衡膳食原则。从大自然赐予我们的食物中汲取营养是最科学、最经济、最安全的途径。许多人充分认识到了这一点，开始有了饮食调养的观念，还有许多家庭主妇买了砂锅、汤煲给家人做养生锅、滋补汤。殊不知，食物是有属性的，人的体质也是有差别的，有的人适合吃，有的人则不适合吃。**只有选对了食物，汲取的才是于身体有好处的营养素，否则就是有害物质。**更可怕的是营养过剩也会给身体带来巨大的危害，现在发病率较高的"富贵病"——高血压、高脂血症、糖尿病，就和饮食有着密不可分的关系。

平时外出讲课，有许多朋友问我具体应该怎样吃，这不是一个简单的问题，不是三言两语就可以讲清楚的。我们平时讲的只是一个大的纲领、一个总的原则、一些注意事项，具体到每个人、每个家庭，则要根据具体情况而定。因为每个人的身体状况不同，每个人的体质也有不同，人的口味喜好也是千差万别的，不同的人在不同的季节、不同的身体条件下，食物的选择也是有变化的。只有自己揭开了营养的秘密，才能在日常生活中科学地、有针对性地、有目的地给家人补充适量的营养。

"授人以鱼，不如授之以渔"，因此我编写了这本《营养的秘密》，旨在揭秘符合中国老百姓实际情况的、正确的饮食原则和知识，提供操作性、实用性较强的营养处方，推荐一些合适的食物，告知一些饮食禁忌。希望大家掌握正确的方法，根据自己的实际情况灵活运用，合理配餐，做自己的家庭营养师。

一人懂营养，全家更健康，关爱家人，要从一日三餐开始。

衷心祝愿珍爱健康、关注家人营养的人，都能从日常饮食开始，远离富贵病，远离病痛，拥抱健康，幸福安康！

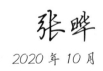

2020 年 10 月

第六章　对症调理的营养秘密

第七章　家常食材中的营养秘密

第一章

一定要知道的营养秘密

秘密1 唯一的核心秘密

俗话说"有啥也不要有病",健康是我们每个人幸福生活的基石,等到没有了健康去治病时,才想起健康的好,就让人劳心伤神了,还要花去不少医药费,所以最根本的就是维护好自己的健康。饮食调节在维护健康方面有着举足轻重的作用,而饮食的关键秘密在于膳食平衡。

什么叫平衡膳食呢?能使人体的营养需要与膳食供给之间保持平衡状态,热能及各种营养素满足人体生长发育、生理及体力活动的需要,且各种营养素之间保持适宜比例的膳食,叫平衡膳食。

两千年前中国《黄帝内经》中提出"五谷为养,五果为助,五畜为益,五菜为充"的配膳原则,已经充分体现了食物多样化和平衡膳食的要求。平衡膳食的核心内容可用六个字来概括,即"全面、均衡、适度"。

首先要全面 膳食要求营养全面,即食物多样化。人体必需营养素近50种,一个也不能少,没有一种天然食物能满足人体所需的全部营养素。因此要摄取多种食物,如谷类、薯类、肉、禽、蛋、奶、鱼、大豆及豆制品、蔬菜、水果、干果等,每天都要尽可能多样化地摄入。

其次要均衡 我们每天吃的食物的比例要合适,接近人体需要的模式。正常人三大产能营养素的合理比例应该是这样的:碳水化合物占每天总能量的55%~65%,蛋白质占11%~15%,脂肪占20%~30%。油脂以2/3植物油、1/3动物油为宜。另外,同类食物中也要多变换,如米饭、面食可以经常互相交替;肉类中的猪肉、牛肉、羊肉、鸡肉、兔肉、鱼、虾等也要经常调换,以充分保证各种营养素都能均衡地摄入。

再次要适度 每天摄入的食物量要和我们人体的需要相适应，人体每天需要从食物中摄取蛋白质、碳水化合物、脂肪、矿物质、维生素、水、膳食纤维等7大类40多种营养素，摄入量一定要适度，太多或太少都不行，都会妨碍正常的生理机能，过犹不及的道理在这里同样适用。

总之，要做到平衡膳食，就要学会合理选择与搭配食物，以保证膳食中的营养素种类齐全、营养素充足又不过剩，营养素之间的比例适当，并且早、中、晚三餐的分配合理。

营养进餐小知识

- 配餐要均衡，选料要广泛，交替选择"四条腿""两条腿""没有腿"的食物。
- 根、茎、叶、花、瓜、果、菌、藻尽量安排全。
- 色彩多样营养好。
- 烹调尽量用低温，少油脂，每天摄入6克盐。

秘密2 《中国居民膳食指南》及膳食宝塔

《中国居民膳食指南》

为了给人们提供最科学的健康膳食信息，卫生部（今国家卫生健康委员会）委托中国营养学会组织专家，对中国营养学会2007年版的《中国居民膳食指南》进行了修改，制订了《中国居民膳食指南》（2016）。指南的核心推荐有6条。

- 食物多样，谷类为主。
- 吃动平衡，健康体重。

- 多吃蔬果、奶类、大豆。
- 适量吃鱼、禽、蛋、瘦肉。
- 少盐少油，控糖限酒。
- 杜绝浪费，兴新食尚。

低油低盐的小妙招

- 每人每天要食用25～30克油，用盐量还要少于6克，怎么办？可以变换多种烹调方法，用凉拌、清蒸、煮等方法，尽量不用煎、炸这些吃油大的方法来做，既变换了口味，又能使人减少油和盐的摄入量。

膳食宝塔

《中国居民膳食指南》（2016）专家委员会根据中国居民膳食的特点和主要缺陷，按照平衡膳食的原则，推荐了中国居民各类食物适宜的摄入量，并以宝塔的形式表现出来。这就是"中国居民平衡膳食宝塔"。膳食宝塔可以帮助你合理地选择食物，保证品种多样化，按照科学的搭配方法和比例来搭配膳食。

油25～30克，盐＜6克	第五层	油脂类
奶类及奶制品300克，大豆类及坚果25～35克	第四层	奶类和豆类
畜禽肉类40～75克，水产品40～75克，蛋类40～50克	第三层	动物性食物
蔬菜类300～500克，水果类200～350克	第二层	蔬菜和水果
谷类、薯类及杂豆250～400克，水1500～1700毫升	第一层	谷类食物

秘密3　每天到底该吃多少食物

1. 首先要弄明白我们一天应该摄入多少能量，下面教给大家一个简单的方法，算一算就知道了。

①衡量一下个人的体重情况。

实际身高（厘米）－105 = 标准体重（千克）

知道了标准体重，怎么知道是不是超重呢？可以这样来计算：

肥胖度 =（现有体重 － 标准体重）/ 标准体重 ×100%

如果数值在 −10%～+10%，为正常。

+11%～+19%，为偏胖。

大于 +20%，为肥胖。

−11%～−19%，为偏瘦。

小于 −20%，为消瘦。

②然后根据每个人的劳动强度来算每天需要的总热量。

比如，你是办公室工作人员，那么你的劳动强度是每天每千克体重耗费热量30～35千卡。然后根据你的标准体重来计算你今天需要的总热量。

标准体重 × 每天每千克体重耗费热量 = 每天需要的总热能

不同劳动强度下热能需要量

不同劳动强度	每千克体重所需要的热量（千卡）
极轻体力劳动	30～35
轻体力劳动	35～40
中等体力劳动	40～45
重体力劳动	45～50
极重体力劳动	50～55（或60～70）

中国营养学会1989年10月提出劳动强度分级的参考标准：

极轻劳动：以坐着为主的工作，如办公室工作。

轻劳动：以站着或少量走动为主的工作，如教师、售货员等。

中等劳动：如学生的日常活动等。

重体力劳动：如体育运动、非机械化农业劳动等。

极重劳动：如非机械化的装卸、伐木、采矿、砸石等。

2. 然后根据中国营养学会推荐的正常成人每日膳食中三大生热营养素的生热比来计算三大营养素所占的热能：

蛋白质供给的能量占总热能的 11%～15%，脂肪占 20%～30%，碳水化合物占 55%～65%。

小例子：一个年轻人，办公室工作，身高 180 厘米，体重 75 千克，所需热能为 75×35（千卡 / 千克），约等于 2600 千卡。

根据中国营养学会推荐的正常成人每日膳食中三大生热营养素的生热比来计算三大生热营养素所占的热能，那么这个人所需的三大营养素热量分别为：

蛋白质	2600 千卡 ×（11%～15%）=	286～390 千卡
脂肪	2600 千卡 ×（20%～30%）=	520～780 千卡
碳水化合物	2600 千卡 ×（55%～65%）=	1430～1690 千卡

3. 因蛋白质、脂肪、碳水化合物三大营养素的生热系数分别为：4 千卡 / 克、

9千卡/克、4千卡/克，所以全天所需蛋白质、脂肪、碳水化合物的重量分别为：

蛋白质	蛋白质供给的热能÷4＝蛋白质每天所需量
脂肪	脂肪供给的热能÷9＝脂肪每天所需量
碳水化合物	碳水化合物供给的热能÷4＝碳水化合物每天所需量

上述小例子中的年轻人每天所需的三大营养素的重量分别为：

蛋白质	（286千卡～390千卡）÷4＝71.5克～97.5克
脂肪	（520千卡～780千卡）÷9＝58克～87克
碳水化合物	（1430千卡～1690千卡）÷4＝357.5克～422.5克

由此就知道一个正常人一天所需要的热能、三大供能营养素所占热能的比例及供给量。

细嚼慢咽有什么益处

- 细嚼慢咽好处多：①咀嚼时分泌的唾液能降低致癌物质的毒性；②食物与唾液充分接触，帮助食物消化，减轻肠胃负担；③咀嚼能锻炼脸部肌肉、激活大脑，提高思维能力和工作效率；④能清除食物残渣，加快牙龈血液循环。

秘密4　一日三餐怎样吃

俗话说"早饭要吃好，午饭要吃饱，晚饭要吃少"，这是很有道理的。也有人形象地说"早餐吃得像皇帝，午餐吃得像平民，晚餐吃得像乞丐"，美好的一天从早晨开始。

中国营养学会对一日三餐的比例分配：早饭占全天总热量的 25% ~ 30%，午饭占全天总热量的 30% ~ 40%，晚饭占全天总热量的 30% ~ 40%，可根据职业、劳动程度和生活习惯进行适当调整。

早餐你吃对了吗

早餐对人的一天起着重要的作用。早餐吃得好，一上午都精力充沛，办事效率高；反之，则会影响工作，还会出现头晕、心慌、脸色苍白、晕倒等症状。经过一个漫长的夜晚，如果第二天早上又不吃早餐，那么，前一天摄入的热能已经被耗费得所剩无几，身体会因缺乏能量，而使人体和大脑功能受到影响。另外因为夜间丧失了大量的水分和营养素，使血黏度增加，不利于夜间产生的废物排出，从而增加患结石、便秘以及中风、心肌梗死的危险。不吃早餐的坏处可是显而易见的。那么，吃早餐有什么注意事项呢？

早餐的科学就餐原则

∵ 进餐时间宜早

早餐时间选在每天起床后 20 ~ 30 分钟最为合适，此时人的食欲最为旺盛，营养较易被消化吸收。另外，早餐与中餐之间间隔以 4 ~ 6 小时为好，如果早餐较早，那么数量应该相应增加，或者将午餐相应提前。所以做早餐的"大厨"要在早餐做好前 30 ~ 40 分钟喊醒家人起床。

∵ 热量供给

早餐食谱中的各种营养素的量，一般应占全天供给量的 25% ~ 30%。

∵ 搭配要合理，酸碱不失衡

合理指的是富含水分和营养，应该有谷类、豆制品类、奶类、蛋类、肉类、蔬菜、水果等，要注意做到粗细搭配、荤素搭配，使食物蛋白质中的各种必需氨基酸组成比例更趋平衡，营养互补。谷类食品在体内能很快被分解成葡萄糖，纠正一夜后可能产生的低血糖，并可提高大脑的活力及人体对牛奶、豆浆中营养素的利用率。适量的鸡蛋、豆制品、瘦肉、花生等所含的蛋白质和脂肪，不但可使食物在胃里停留较久，还能使人在整个上午精力充沛。水果和蔬菜不仅补充了水溶性维生素和纤维素，还可以中和肉、蛋、谷类等食品在体内氧化后生成的酸根，达到酸碱平衡。

∷ 食物要热吃

吃"热食"才能保护"胃气"。中医学说的胃气，其实是广义的，并不单指胃，还包含了脾胃的消化吸收能力、后天的免疫力、肌肉的功能等。早晨人体的肌肉、神经及血管都还呈现收缩的状态，假如这时候你再吃喝冰冷的食物，会使体内各个系统更加挛缩，血流更加不好。时间长了，就会发现好像老是胃口不好，或大便老是稀稀的，或皮肤越来越差，或喉咙老是隐隐有痰不清爽，时常感冒，小毛病不断。这就是伤了胃气，伤了身体的抵抗力。

∷ 宜软不宜硬，干稀都要有

清晨，人体的脾胃还处在困顿、呆滞的状态，常使人胃口不开、食欲不佳，尤其是老年人。因此早餐不宜进食油腻、煎炸、干硬及刺激性大的食物，否则容易导致消化不良。早餐宜吃容易消化的温热、稀软的食物，如热牛奶、热豆浆、汤面条、馄饨等，最好能喝点粥，若在粥中加些莲子、红枣、山药、桂圆、薏苡仁等保健食品，那就是美味和营养全都有了。

特别提醒大家的是，早餐前应先喝一杯水。人经过一夜睡眠，通过尿、皮肤、呼吸消耗了大量的水分，起床后处于一种生理性缺水状态。如果只进食常规早餐，远远不能补充生理性缺水。早上起来不要急于吃早餐，而应立即饮150～250毫升温开水，既可补充生理缺水之需，又对胃肠道起到洗涤作用，从而改善器官功能，降低血液黏稠度，防止心脑血管疾病的发生。早餐一定要有菜或水果，开胃、爽口，对延缓碳水化合物的吸收等都有好处。

∷ 早餐明星食物

明星团队1　富含蛋白质的食物：鸡蛋、酱肉、豆干、香肠等。
明星团队2　富含维生素C的食物：果汁、蔬菜、水果等。

明星团队 3　富含碳水化合物的主食：面包、馒头、花卷等。

明星团队 4　富含水分的液体食物：米粥、牛奶、豆浆等。

明星团队 5　开胃、增加食欲的食物：番茄酱、果酱、酱菜等。

营养早餐搭配推荐 1

丝瓜虾仁汤＋花卷＋鸡蛋＋苹果

营养搭配 DIY：丝瓜含有 B 族维生素和维生素 C，可以防止皮肤老化，增白皮肤，还能帮助抵抗夏日阳光的曝晒，预防和消除斑点，防止皮肤变黑。丝瓜的热量低，富含维生素，与高蛋白、低脂肪的鲜虾做汤，美容又美体。花卷和鸡蛋能补充碳水化合物和优质蛋白。这个套餐，营养均衡，又有美白美体的功效，爱美的你可以多吃!

营养师建议：月经不调的女性，在月经前几天多喝儿次丝瓜虾仁汤，能有效调理月经，减少脸上的小痘痘。

营养早餐搭配推荐 2

番茄鸡蛋汤＋馒头＋芹菜花生米

营养搭配 DIY：这道套餐中，鸡蛋能提供优质蛋白质，番茄可以提供维生素和番茄红素，芹菜富含胡萝卜素、维生素 C、维生素 B_2、钙、铁、粗纤维等，花生米含不饱和脂肪酸、卵磷脂、维生素 A、维生素 K 等，馒头提供丰富的碳水化合物。搭配起来，营养均衡全面。

午餐应该怎样吃

随着中国经济的飞速发展，人们的生活节奏也变得快了起来。现代大都市里的上班族及越来越多的在外就餐者，往往不重视午餐的营养，也就出现了越来越多的亚健康者。消除亚健康要从养成良好的饮食习惯，吃好每一餐开始。

午餐摄取的能量应该占全天摄入能量的 30%～40%，它在一天当中起着承上启下的作用。营养丰富的午餐可使人精力充沛，学习、工作效率提高。如果长期对午餐不加以重视，就会影响肠胃消化功能，导致早衰、胆固醇增高、肥胖，并易患消化系统疾病、心肌梗死和中风等疾病。

午餐科学就餐原则

1.宜吃蛋白质和胆碱含量高的肉类、鱼类、禽蛋和大豆制品等食物。因这类食物中的优质高蛋白可使血液中酪氨酸增加，使头脑保持敏锐，对提高理解和记忆功能有重要作用。

2.要保证有一定量的瘦肉、牛奶、豆浆或鸡蛋等优质蛋白质的摄入，可使人反应灵活，思维敏捷。

3.宜吃三种以上的蔬菜和水果，补充充足的维生素、矿物质和膳食纤维。

4.主食要杂，正餐的主食保持两种以上更健康，更有利于补充体力。例如，米饭＋豆沙包、米饭＋肉包、米饭＋玉米棒等。一般午餐主食 125 克可满足多数人的需要。

5.不要经常用方便食品代替午餐，例如方便面、西式快餐等，这些食品营养价值低。近年来，越来越多的上班族午餐吃得最多的就是"洋快餐"。"洋快餐"大量占领着市场，以快捷方便而受到人们欢迎。偶尔光顾"洋快餐"无可非议，但不能经常吃。因为"洋快餐"以烤、炸为主，营养成分不齐全，属于高脂肪、高蛋白、高热量的"三高"食品。经常吃"洋快餐"，能量摄入过高，容易肥胖，使血脂升高，危害健康。

记住这几条就餐原则，无论你是在家做饭，还是在外面饭馆里吃饭，都可以给身体补充充足的营养。

怎样吃好晚餐

我们对待晚餐的态度，有两个极端的表现，时间充裕的时候便饱饱地大吃一顿，或者约上三五好友在饭店里大快朵颐，赶上加班可能就是一个汉堡甚至几片饼干敷衍了事。

如果你在晚餐时大吃一顿，能量堆积过多，第二天的早餐和午餐，就没有了胃口。然后等到晚上的时候再大吃一顿，如此恶性循环，每天你的身体将有 20 个小时的时间处于饥饿状态，你的身体这时必须靠减少消化来维持生命。这种情况和绝食或过度控制饮食没什么区别，机体新陈代谢会减慢，开始分解肌肉而不是脂肪来提供能量。等到了晚餐时，由于你饥饿难耐，就又把过度的能量强加给了你的身体，结果就是你的脂肪增加了，肌肉却毫无增加。

营养师提醒

什么是亚健康

亚健康是健康与疾病之间的模糊状态，是一种潜病态，会影响人的各个方面，包括饮食。常见的症状大约有以下几个方面：

- 体力下降。常感疲劳、乏力，稍活动就感到气喘，四肢关节酸痛，耐力下降。
- 精神紧张，心情压抑，情绪不稳定。精神不集中，记忆力减退，甚至与同事或周围人群交往"困难"。
- 抵抗力下降，易感冒、畏寒。
- 周身不适却查不出病。睡眠不好、食欲下降、便溏或便秘；伴有头痛、目眩、耳鸣、多汗，性功能减退或障碍，但体检各项指标均在正常值内。
- 体重超标。

这样长期下去，很多疾病会找上门来，最常见的有肥胖症、高脂血症、高血压、糖尿病、冠心病、急性胰腺炎、肠癌、泌尿系统结石、神经衰弱，这可不是危言耸听。

一天三餐中，晚餐的时间相对充裕些，稍微花些心思研究一下，就可以吃一顿健康又美味的晚餐！

晚餐就餐原则

❖ 时间要早

晚餐最好安排在 18 点左右，如果实在没时间，也最好在 20 点之前吃晚餐。

在此之后最好就不要再吃油腻的食物，晚餐吃得早时，可在睡前两小时左右增加点坚果、水果等，如果较晚，可在饭后1~2小时之间增加少量的能帮助消化的水果，如山楂。

有关研究表明，晚餐早吃可大大降低泌尿系统结石的发病率。人的排钙高峰期在进餐后4~5小时，如果餐后不久就上床睡觉，在睡眠状态下血液流速变慢，小便排泄也随之减少，而饮食中的钙盐除被人体吸收外，余下的须经尿道排出。如果晚餐太晚，比如到晚上八九点钟才进食，排尿高峰便在凌晨零点以后，此时人睡得正香，高浓度的钙盐与尿液在尿道中滞留，与尿酸结合生成草酸钙，当其浓度较高时，在正常体温下可析出结晶并沉淀、积聚，形成结石。因此，除多饮水外，应尽早进晚餐，使进食后的排泄高峰提前，睡觉前最好排一次尿。因此，晚餐一定要早一点吃，18点左右是进餐的黄金时间。

∷ 晚餐七八分饱

如果晚餐过饱，会使胃鼓胀，其紧张工作的信息不断传向大脑，引起大脑活跃，并扩散到大脑皮层其他部位，诱发失眠或多梦，久而久之，易引起神经衰弱等疾病。中医所说的"胃不和，卧不安"，就是这个原因。

晚餐过饱，使部分蛋白质不能消化吸收，在肠道细菌的作用下，会产生大量有毒物质，加上睡眠时肠壁蠕动减慢，相对延长了这些物质在肠道的停留时间，有可能导致大肠癌。

晚餐吃得过饱，还可引起胆固醇升高，刺激肝脏制造更多的低密度脂蛋白与极低密度脂蛋白，诱发动脉硬化；长期晚餐过饱，反复刺激胰腺分泌大量胰岛素，往往造成胰岛 β 细胞提前衰竭，从而埋下糖尿病的祸根。

当然，晚餐吃得过饱还有一个最直接的效果，就是使人发胖。尤其是一些减肥的朋友，早餐、午餐不吃，晚餐猛吃一顿，直接的后果就是越减越肥，还会影响身体健康。

∷ 宜吃碳水化合物和膳食纤维丰富的食物，蛋白质、脂类要少一些

晚餐时应有两种以上的蔬菜，主食要适量减少，适当吃些粗粮，可以少量吃

一些鱼类。甜点、油炸食物，晚上就尽量不要吃了。

如果晚餐时吃大量的肉、蛋、奶等高蛋白的食品，会使尿中钙量增加，患尿道结石病的可能性就会大大提高。另外，蛋白质摄入过多，人体吸收不了，就会滞留于肠道中，产生氨、吲哚、硫化氢等毒物，刺激肠壁诱发癌症。

脂肪吃得太多，还会使血脂升高。晚餐经常吃荤食的人比素食者的血脂高2～3倍。而碳水化合物可在人体内生成更多的血清素，发挥镇静安神的作用，对失眠者尤为有益。

推荐食物

❖ 明星团：富含 B 族维生素的食物

富含维生素 B_2、维生素 B_6、维生素 B_{12}、叶酸的食物，都是适合在傍晚进食的。

维生素 B_{12} 有维持神经系统健康、消除烦躁不安情绪的作用。维生素 B_6 可以帮助制造血清素，而它和维生素 B_1、维生素 B_2 一起作用时，更加有助于人入睡，特别是需要熬夜的人就更要多吃富含 B 族维生素的食物了。

含 B 族维生素丰富的食物：全麦制品、花生、蔬菜（特别是绿色蔬菜）、牛奶、蛋类、核桃等。

❖ 明星团：富含钙和镁的食物

人体缺钙不光容易患骨质疏松症，晚上也容易失眠，而镁则是很好的放松剂和镇静剂，人体内镁含量过低会失去抗压能力。

每天固定喝两杯牛奶，钙的摄取就不缺乏了，特别是晚餐后睡觉前喝还有利于睡眠。晚餐多吃些小鱼、绿色蔬菜及豆腐都有利于补钙。

注意：晚餐吃含钙丰富的食物要早吃，离上床睡觉的时间要尽量远一点，以免引发尿道结石。

秘密5　怎样正确摄入七大营养素

　　七大营养素是维持人体正常生命运转的物质基础，我们在日常生活中要从食物中充分摄取足量的营养素为人体提供能量。怎样正确摄取营养素，怎样适当使用营养素，这关系到全家人的健康。

蛋白质：人体的主要"建筑材料"

　　蛋白质是"生命的载体"，生命的产生、存在和消亡，以及人的肌肉、骨骼、毛发、血液，甚至每一个器官、每一种组织，全部都有赖于适量蛋白质才可维持。一旦人体缺乏蛋白质，轻者出现体质下降、发育迟缓、抵抗力减弱、贫血乏力；重者形成水肿，甚至危及生命。正如恩格斯所说："蛋白质是生命的物质基础，生命是蛋白质存在的一种形式。"

　　蛋白质占人体重量的18%，即一个60千克重的成年人其体内约有蛋白质10.8千克。

❖ 功能

　　结构功能与催化调节功能　蛋白质在人体内的主要功能是构成组织和修补组织。人的大脑、神经、肌肉、内脏、血液、皮肤乃至指甲、头发等都是以蛋白质为主要成分构成的。人体发育成长中，随着机体内新陈代谢的不断进行，部分蛋白质分解，组织衰老更新以及损伤后的组织修补等都需要不断补充蛋白质。所以，人每天都要补充一定量的蛋白质，以满足身体的正常需要。另外，人体内的化学变化几乎都是在酶的催化下不断进行的，激素则对代谢的调节起着重要作用，而酶和激素都直接或间接来自于蛋白质。

　　防御功能与运动功能　机体抵抗力的强弱，取决于抵抗疾病的抗体的多少，抗体的生成与蛋白质有密切关系。近年来被誉为抑制病毒的法宝和抗癌生力军的干扰素，就是一种复合蛋白质，是由糖和蛋白质结合而成的。肌肉收缩依赖于肌球蛋白和肌动蛋白，有肌肉收缩才有躯体运动、呼吸、消化及血液循环等生理活动。

供给热能与运输和存储功能　人体每日需要的能量，主要来自于糖类及脂肪。当蛋白质的量超过人体的需要，或者饮食中的糖类、脂肪供给不足时，蛋白质也可以分解，为人体提供热量。在人体新陈代谢过程中，被更新的组织蛋白也可氧化产生热能，供给人体的需要。不论是营养素的吸收、运输和储存以及其他物质的运输和储存，都有特殊蛋白质作为载体。如氧和二氧化碳在血液中的运输、脂类的运输、铁的运输和储存都与蛋白质有密切的关系。

❖ 来源

优质蛋白　优质蛋白主要来源于肉类、奶制品、蛋类、禽类、鱼类、豆制品和坚果类。它们所含的氨基酸比例与人体本身的蛋白质相似，所以被称为优质蛋白。各类海产品不仅蛋白质含量高、质量好，而且脂肪含量低，是补充优质蛋白的最佳选择。豆制品是植物性食物中蛋白质含量最丰富的食品。

非优质蛋白　粮食、蔬菜、水果中也含有蛋白质，但其构成成分多为非必需氨基酸，蛋白质质量与优质蛋白相比较差，所以被称为非优质蛋白。

❖ 蛋白质缺乏疾病

1. 成年人：贫血、水肿、高血压、肥胖、脂肪肝、老年性痴呆、消化道溃疡、肠胃炎等。

2. 未成年人：贫血、智力低下、佝偻病、低蛋白血症（面部和足部出现水肿，甚至波及全身）。

❖ 蛋白质过剩疾病

1. 动物蛋白质摄入过多易致癌。

2. 过多的蛋白质摄入，会促使肾小球硬化。

3. 蛋白质摄取过多还可导致脑损害及精神异常、骨质疏松、动脉硬化、心脏病等。

蛋白质明星排行榜

明星食物	蛋白质含量（g/100g）
墨鱼干	65.3
扇贝干	55.6
奶酪干	55.1
蛏干	46.5
牛肉干	45.9
豆腐皮	44.6
腐竹	44.6
虾米	43.7
黑豆	36
猪蹄筋	35.3
黄豆	35

营养师提醒

氨基酸的营养互补作用

人体对蛋白质的需求实际上就是对氨基酸的需求，人体必需的氨基酸有8种，即亮氨酸、异亮氨酸、缬氨酸、赖氨酸、苏氨酸、蛋氨酸、苯丙氨酸、色氨酸。对婴儿来说组氨酸也是必需氨基酸。蛋白质中必需氨基酸的形式越接近人体蛋白质的组成形式就越容易被吸收。食物中按照人体对蛋白质的需求及比例，相对不足的氨基酸被称为限制氨基酸。人体最容易缺乏的氨基酸是赖氨酸和蛋氨酸。通过食物搭配，来达到氨基酸平衡的效果，叫作蛋白质的互补作用。在谷类食物中赖氨酸含量不足，蛋氨酸含量较高；而豆类食物恰好相反，蛋氨酸少而赖氨酸多。把大米和大豆一起蒸米饭，混合食用，蛋白质的效用可大大提高，生物价从60提高到73。面粉、牛肉单独食用时，其蛋白质的生物价分别为67和76，若按70%和30%的比例混合着吃，也就是说一个馒头和一两牛 肉，其蛋白质的生物价就可提高到89。

脂肪：人体必需的营养素

时下很多人"谈脂色变"，特别一些爱美的女性为了减肥，对脂肪深恶痛绝。其实大可不必这样，因为脂肪是人体必需的营养物质。客观地说，脂肪有利也有弊。体内过高的脂肪可以使人体重增加，加重脏器负担，甚至还是某些癌症的诱因。但一味地拒绝脂类，会引起人体必需脂肪酸的摄入量不足，就会引起生长迟缓、生殖障碍、皮肤受损等；另外，还可引起肝脏、肾脏、神经和视觉等多方面疾病。

❖ 功能

1.脂肪是构成人体器官和组织的重要部分。

2.脂肪作为热的不良导体，皮下脂肪能防止体热散失，还能阻止外热传到体内，有助于维持体温恒定，并能保护和固定内脏器官，使之不受损伤。

3.脂肪是脂溶性维生素的良好溶剂，可促进它们的吸收。

4.脂肪摄取不足，可能导致脂溶性维生素的缺乏。

5.脂肪增加菜肴美味，产生特殊的香味，促进人的食欲。

❖ 来源

看得见的脂肪 如动物油、花生油、豆油、橄榄油以及动物外皮（如鸡皮、鸭皮、鹅皮）等食物，因为比较明显，容易控制摄入量。

看不见的脂肪 不容易被人们注意，如瘦肉类、蛋类、奶制品、动物内

营养师提醒

减少脂肪的14个小窍门

- 不吃动物油。
- 烹调时少用植物油。
- 多吃瘦肉。
- 吃鸡、鸭、鹅时，去除外皮和脂肪层。
- 不用油炸、油煎等烹调方法。
- 多用煮、炖、汆、蒸、拌、卤等少用油的烹调方法。
- 吃烤肉时等油脂滴完再吃。
- 做汤或炖菜时，用水焯烫去除一定油脂后，再放入水中炖煮。
- 尽量不食用黄油或奶酪。
- 尽量吃脱脂、低脂奶制品。
- 用各种调味品代替油脂，既美味又健康。
- 少吃坚果类食品。
- 少吃方便面。
- 少吃奶油类食物。

脏、豆制品，还有坚果类食物，如花生、核桃、开心果、松子等，均含有较多的脂肪，即便是谷类、蔬菜、水果中也含有微量的脂肪。

次亚麻酸与体内激素的合成有关　为稳定血压、血糖、血清脂质及预防血栓所必备。血糖高的人体内不易制造次亚麻酸，所以必须从食物中摄取。

优质脂肪的来源　植物性食物，如大豆、芝麻、核桃、花生等，含有丰富的必需脂肪酸，有保护心、脑的作用，不含胆固醇，并且能够抑制小肠吸收来自动物性食品的胆固醇。次亚麻酸含量多的食物有蓝莓、葵花子油、橄榄油。

❖ 脂肪缺乏疾病

1.脂肪是维持皮肤健康的必需营养素，如果缺乏脂肪，皮肤会变得干燥，容易发生湿疹，此外，伤口也不易愈合。

2.少女缺乏脂肪会导致月经不调、闭经等妇科疾病。

3.此外，脂肪缺乏还会造成生长发育停滞、中枢神经系统功能异常、生殖功能丧失、眼及视网膜病变、肾衰竭和血小板功能异常。

❖ 脂肪过剩疾病

脂肪摄入过多会导致肥胖症，肠癌、乳腺癌等癌症及高血压、血脂异常、冠心病、脑卒中等心脑血管疾病。此外，脂肪摄入过多，还会使骨质变得疏松、容易折断，从而患上骨质疏松症。

碳水化合物：人体不可缺少的营养素

碳水化合物是由碳、氢和氧三种元素组成，是为人体提供热能的三种主要的营养素中最廉价的营养素。根据我国居民的膳食习惯，中国营养学会推荐成人每日膳食碳水化合物摄入量应占总热量的55%～60%，即一个成年人每天应当吃300～400克主食（每50克大米或白面能供给碳水化合物约38克）。充足的碳水化合物的摄入，可以促进蛋白质充分发挥其作为机体组织构成的功能，使蛋白质的利用率得到很大提高。

❖ 功能

1. 碳水化合物也是构成机体组织不可缺少的主要成分，并参与机体新陈代谢过程，在细胞内可以转变为其他物质，如脂肪、胆固醇等。

2. 在细胞内转变成糖原储存起来，其中以肝脏和肌肉储存为主，储存的糖原又可分解成葡萄糖入血，以供给组织细胞利用。

3. 保肝解毒，对抗产生酮体。

❖ 来源

碳水化合物来源于青稞、燕麦、荞麦，还有水稻、大麦、小麦、玉米和高粱等，它们约含有 80% 的淀粉，淀粉经过胃中消化酶的作用分解为葡萄糖，由肠道吸收进入血液，再传送到全身各组织和细胞。

营养师提醒

碳水化合物的研究历史

在人们知道碳水化合物的化学性质及组成以前，碳水化合物已经在人们的生活中得到较好的应用，比如拿富含碳水化合物的植物作为食物，利用其制成发酵饮料，作为动物的饲料等。但直到18世纪一名德国学者从甜菜中分离出纯糖和从葡萄中分离出葡萄糖后，碳水化合物的研究才得到迅速发展。

1812年，俄罗斯化学家指出，植物中碳水化合物存在的形式主要是淀粉，在稀酸中加热可水解为葡萄糖。1884年，另一位科学家指出，碳水化合物含有一定比例的C、H、O三种元素，其中H和O的比例恰好与水相同，为2：1，好像是碳和水的化合物，所以称这类化合物为碳水化合物，这一名称也就沿用至今。

❖ 碳水化合物缺乏所致疾病

1. 体内缺乏碳水化合物时，人体活动的能量就只能来源于脂肪和蛋白质，致使脂肪和蛋白质的分解加速。脂肪分解加速会产生大量的酮体，当体内酮体含量超过一定水平时就会引发酮症酸中毒，会使人昏迷，严重者可有生命危险。

2. 膳食中缺乏碳水化合物将导致人全身无力、疲乏、血糖含量降低，产生头晕、心悸、脑功能障碍等，严重者会出现低血糖昏迷。

∷ 碳水化合物过剩所致疾病

当人体对碳水化合物摄入过多时，就会将其转化成脂肪贮存于体内，使人过于肥胖而导致各类疾病，如高脂血症、糖尿病等。

∷ 减少单糖和双糖小窍门

1. 警惕隐藏在点心、面包、饼干、水果罐头、软饮料、巧克力中的蔗糖。

2. 烹调时不加蔗糖。

3. 饮用鲜牛奶时，不加蔗糖。

4. 饮用咖啡时，不加蔗糖。

5. 选用无蔗糖麦片。

6. 不喝富含蔗糖的饮料。

7. 用人工甜味剂制品代替糖制品。

8. 不宜大量食用蜂蜜。

9. 饮用无糖酸奶。

营养师提醒

碳水化合物的分类

碳水化合物包括单糖、双糖和多糖。

单糖是最简单的碳水化合物。常见的有葡萄糖、果糖、半乳糖，具有甜味，易溶于水，葡萄糖可以不经过消化液的作用，直接被人体吸收利用。

双糖由两个分子的单糖结合在一起，再脱去一分子的水后合成。常见的有蔗糖、麦芽糖、乳糖等，易溶于水，经机体分解为单糖后可以被吸收利用。

多糖由数百乃至数千个葡萄糖分子组成。常见的有淀粉、糊精，没有甜味，不易溶于水，经消化酶作用最终也分解为单糖。

还有一类多糖，包括纤维素、半纤维素、木质素、果胶等，它们不能被人体消化吸收，在肠道内形成废渣，被排出体外，但对人体有很重要的功能。

多糖由数百乃至数千个葡萄糖分子组成。常见的有淀粉、糊精，没有甜味，不易溶于水，经消化酶作用最终也分解为单糖。

维生素：维护生命的营养素

维生素（vitamin）又名维他命，是有机物，对人体健康十分重要。人体缺乏任何一种维生素都会引起不适感甚至疾病。虽然人体对维生素的必需量只是微量而已，但它却在人体生长、代谢、发育过程中发挥着重要的作用。根据研究，摄取维生素不仅有助于健康，还能防癌，抗老化，预防高血压、糖尿病等致死率、致残率较高的疾病，因此备受瞩目。

∴ 功能

B 族维生素　可以改善神经症状，能够防止外周神经炎并发症的发生。维生素 B_1 能将血糖转变成能量，与血糖值有重要的关系。维生素 B_2 负责将脂肪燃烧生成能量，若不足会引起高脂血症。

维生素 C　维生素 C 又叫抗坏血酸，它可以促进胆固醇的转化，降低血清中胆固醇的含量，预防心血管疾病。另外维生素 C 对胶原的形成有促进作用，可以维持血管壁的弹性。

维生素 A　增强对疾病感染的抵抗力；促进蛋白质的消化和分解，保护消化系统、肾脏、膀胱等脏器的上皮细胞；维持正常视力，降低夜盲症的发生；维持神经系统的正常生理功能，使神经系统不易受刺激；促进牙齿和骨骼的正常生长，修补受损组织，使皮肤表面光滑柔软。

维生素 E　能促进性激素分泌，使男子精子活力和数量增加，使女子雌性激素浓度增高，提高生育能力，预防流产，还可用于防治男性不育症，对缓解烧伤、冻伤、毛细血管出血、更年期综合征等有很好的疗效，并且有美容功效；提高对磷和钙的吸收，使血浆磷和血浆钙的水平达到饱和状态；降低患缺血性心脏病的概率；可防止脂肪酸、维生素 A、维生素 C 及硒等物质被氧化，是人体生理功能正常运作所不可缺乏的物质。

∴ 来源

维生素 B_1 含量多的食品　谷类、豆类、瘦猪肉、动物内脏、蛋类。

维生素 B_2 含量多的食品　肝、牛奶、发酵豆制品。

维生素B₁₂含量多的食品　动物内脏、蛋类、肉类。

维生素 C　主要存在于新鲜蔬菜、水果中。蔬菜中绿叶蔬菜、青椒、番茄、大白菜等维生素 C 含量高，水果中枣、橘子、山楂、柠檬、猕猴桃都含有丰富的维生素 C。水果中虽然含有丰富的维生素 C，但是也含有较多的糖类，食用时要控制。

维生素 A 有两种　一种是维生素 A 醇，只存在于动物性食物中，比如猪肝、鸡肝等动物肝脏，鱿鱼、鳝鱼、海胆等水产品，还有鱼肝油、蛋类、牛奶等；另一种是 β - 胡萝卜素，进入人体内转变为维生素 A，可从植物性食物中摄取，比如菠菜、西兰花、圆白菜、莴苣、青椒、豌豆、蚕豆等黄绿色蔬菜，杏、桃、香瓜、蜜橘、柿子等橘黄色水果。

维生素 E　主要来源为植物油，如大豆油、玉米油、花生油、芝麻油等。花生仁、核桃仁、葵花子、南瓜子、榛子、松子等坚果中维生素 E 的含量也很丰富。动物性食物中以蛋黄的维生素 E 含量最高，肉、鸡、鳝鱼、鱿鱼、牛奶、猪肝等维生素 E 的含量也很丰富。

∵ 维生素缺乏所致疾病

缺乏维生素 A 会出现夜盲症、眼干燥症和皮肤干燥；缺乏维生素 B₁ 可得脚气病；缺乏维生素 B₂ 可患唇炎、口角炎、舌炎和阴囊炎；缺乏维生素 B₁₂ 可患贫血；缺乏维生素 C 可患坏血病；缺乏维生素 D 可患佝偻病。

∵ 维生素过剩所致疾病

维生素摄入量过多，会损伤人体器官。比如维生素 A 摄入过量可能发生骨骼脱钙、关节疼痛、皮肤干燥、食欲减退等中毒症状。服用维生素 B₆ 每天大于 50 毫克，可引起神经系统副作用，如手脚发麻和肌肉无力等。长期大量口服维生素 D，可导致眼睛发炎、皮肤瘙痒、厌食、恶心、呕吐、肌肉疼痛、乏力等。大剂量长期服用维生素 E 会引起血小板聚集，形成血栓，还可导致胃肠功能紊乱、眩晕、视力模糊等，还可引起妇女月经过多或闭经。

矿物质：人体不可或缺的成分

矿物质是人体不可缺少的营养素，在我们的身体中仅占很小部分，但各种矿物质必须保持平衡才能维持正常的生理功能，保证人体的健康，所以说生命离不开矿物质。随着现代人生活步调紧凑，工作繁忙、压力大，长时间的工作使体力的支出远远超过可以承受的负荷，而现代食品的精加工又使食物中的营养物质大量流失，导致矿物质缺乏。所以对于现代人来说，及时补充自身所需矿物质是非常重要的。

❖ 功能

钾、钠、镁　钾可协同钙和镁维持心脏的正常功能；维持细胞与体液间水分的平衡，使体内保持适当的酸碱度；是蛋白质代谢不可缺少的成分，能有效利用蛋白质来修复破坏的组织；有助于过敏症的治疗。

钠是细胞外液中带正电的主要离子，参与水的代谢，保证体内水的平衡；维持体内酸和碱的平衡；是胰液、胆汁、汗和泪水的组成成分；钠还能增强神经肌肉的兴奋性。此外，糖代谢、氧的利用也需有钠的参与。

镁能保护骨骼健康；维持神经和肌肉的正常功能；有利于心脏的舒张与休息；防止产生肾结石、胆结石；改善消化不良；与钙并用能协助抵抗抑郁症，可作为天然的镇静剂。

铬　参与糖代谢和脂代谢；预防心脏病；抑制胆固醇的生物合成，降低血清总胆固醇和甘油三酯含量以及升高高密度脂蛋白胆固醇含量。

锌　是人体多种酶的组成部分，参与蛋白质、脂肪、糖、核酸等的代谢；可提高人体的免疫功能；促进生长，使性器官发育；促进伤口的愈合。

硒　对铅、汞、镉、砷等重金属有解毒作用；保护细胞膜和细胞，使脏器保持正常的功能；可抗氧化、抗衰老；提高机体的免疫功能，增强对疾病的抵抗能力；加强淋巴细胞的抗癌能力，降低某些癌症的发病率。视网膜由于接触电脑辐射等较多，易受损伤，硒可保护视网膜，增强玻璃体的光洁度，提高视力，有预防白内障的作用。

❖ 来源

钾 来自于谷物、肉类和深黄色蔬菜、水果。

钠 来自于食盐、咸味的调味料和腌渍食物。

镁 来自于绿叶蔬菜、水果、坚果、谷物、鱿鱼、大豆及其加工食品。

铬 来自于高铬酵母、牛肉、肝脏、蘑菇、啤酒、土豆、麦芽、蛋黄、苹果、海鳗、蛤蜊、鳗鱼、糙米、荞麦粉。

锌 来自于牡蛎、扇贝、蛤蜊、蚶子等水产品，其次是肉、肝、蛋等动物性食物，豆类、谷类胚芽、燕麦、花生、全麦制品等也有。

硒 来自于鱼类、肉类、谷类、蔬菜。

❖ 矿物质缺乏所致疾病

根据科学文献记载，有一百五十多种疾病都跟体内缺钙有关，例如骨质疏松症、结直肠癌、高血压、肾结石、乳腺癌和动脉粥样硬化、经前期综合征等；缺铁容易导致贫血；缺铜会导致造血机能下降，引起贫血和其他血液疾病；缺锌会导致人体早衰，一些肿瘤的发生及儿童常见的异食癖也跟缺锌有关；缺硒常引起心脏病和骨骼病变。

❖ 矿物质过剩所致疾病

锌摄入过多引起中毒时，有恶心、呕吐、腹泻等急性胃肠道症状，慢性锌中毒可导致食欲缺乏、贫血等。铁中毒主要是长期服用或误食大量的铁制剂而造成，急性中毒表现为呕吐、腹泻、黑便、腹痛和胃肠炎，进一步引起消化道出血、坏死性肠炎以及肠穿孔和腹膜炎。碘过量通常发生于摄入含碘量高的食物，以及在治疗甲状腺肿等疾病时使用过量的碘制剂等情况，碘摄入过多可造成高碘甲状腺肿。硒摄入过量可表现为脱发、肢端麻木、抽搐甚至偏瘫。

膳食纤维：人体的抗癌卫士

膳食纤维被誉为"肠道清洁夫"，是健康饮食不可缺少的营养素。膳食纤维分为可溶性和不可溶性两种。膳食纤维虽然对人体健康有好处，但是摄入过多的膳食纤维将影响维生素和矿物质的吸收。中国营养学会建议，每人每天宜摄入20～30克的膳食纤维。每天摄入 500 克菜、250 克水果，膳食纤维的摄入量就比较适宜。另外，人体摄取足够的膳食纤维也可以预防心血管疾病、癌症、糖尿病及其他疾病。

❖ 功能

1. 延缓碳水化合物的消化吸收，有利于防止肥胖。

2. 改善神经末梢对胰岛素的感受性，降低对胰岛素的需求，调节糖尿病患者的血糖水平。

3. 促进肠道运动，刺激其蠕动，防止便秘。

4. 降低胆固醇吸收，预防并调理心血管疾病。

5. 调节肠内微生物菌群的组成，提高人体免疫力，增强抵抗疾病的能力。

6. 水溶性膳食纤维使小肠缓慢吸收葡萄糖，抑制进食后急剧上升的血糖值，促进胆汁的分泌，减少血液中的胆固醇。

❖ 来源

可溶性纤维包括水果中的果胶、海藻中的藻胶以及由魔芋中提取的葡甘聚糖等。稞麦粉、酸梅、柿子干、荞麦中含量也很多。

不可溶性纤维包括纤维素、木质素、半纤维素等。主要存在于谷物的表皮、全谷类食物中，如麦麸、麦片、全麦粉、糙米、燕麦、荞麦、莜麦、玉米面等，蔬菜的茎叶、豆类及豆制品里也有。

❖ 膳食纤维缺乏所致疾病

膳食纤维的缺乏是导致肥胖、"三高"（高血糖、高血脂、高血压）的原因。此外，包括乳腺癌、直肠癌在内的

营养师提醒

增加膳食纤维的小窍门

- 选择全谷、全麦食物做早点。
- 用部分粗粮代替细粮。
- 每日添加豆类食物，如红豆、绿豆等。
- 每日必吃青菜，特别是青菜的叶和茎。
- 每天要吃一定量的水果，不能用喝果汁来代替，因为果汁中膳食纤维含量很少。

不少癌症都和缺乏膳食纤维有关。

❖ 膳食纤维过剩所致疾病

膳食纤维摄入过量会造成腹胀、消化不良，还会影响钙、铁、锌等营养素的吸收，还会降低蛋白质的消化吸收率，特别是老年人以及胃肠功能减弱、肠炎和肠道手术后的患者更应注意，以免造成不良后果。

水：生命的润滑剂

水是生命的源泉。人对水的需要仅次于氧气。人如果不摄入某一种维生素或矿物质，也许还能继续活几周或带病活上若干年，但人如果没有水，却只能活几天。人体细胞的重要成分是水，水占成人体重的 60%，占儿童体重的比重比成人还要多一些。

❖ 功能

人体的每一个器官都含有极其丰富的水 血液和肾脏中的水占 83%，心脏为 80%，肌肉为 76%，脑为 75%，肝脏为 68%，就连骨骼也含有 22% 的水分。干燥是老化的主要表现，年轻人细胞内水分占 42%，老年人则只占 33%，因此产生皱纹，皮下组织渐渐萎缩。人衰老的过程就是失去水分的过程。

人的各种生理活动都需要水 水可溶解各种营养物质，脂肪和蛋白质等要成为悬浮于水中的胶体状态才能被吸收；水在血管、细胞之间川流不息，把氧气和营养物质运送到组织细胞，再把代谢废物排出体外，人的各种代谢和生理活动都离不开水。

水可以帮助调节体温 人呼吸和出汗时都会排出一些水分。在炎热的夏季，环境温度往往高于体温，人就靠出汗使水分蒸发带走一部分热量，来降低体温，使人免于中暑。而在天冷时，由于水贮备热量的潜力很大，人体不致因外界温度低而使体温发生明显的波动。

水是人体的润滑剂 皮肤缺水，就会变得干燥失去弹性，显得面容苍老。体内一些关节囊液、浆膜液可使器官之间免于摩擦受损，且能转动灵活。眼泪、唾液也都是相应器官的润滑剂。

水是世界上最廉价、最有效的奇药 当感冒、发热时，多喝开水能帮助发汗、退热，冲淡血液里细菌所产生的毒素；同时小便增多，有利于加速毒素的排出。

❖ 水缺乏所致疾病

近年来的医学研究发现，如果老年人发生脱水或患严重腹泻，就容易患白内障；缺水会导致肾结石，尤其是在炎热的夏季，大量的汗液排出，如果没有及时补充身体缺失的大量水分，尿液就会浓缩，其中的晶体就会沉淀下来，久而久之成为肾结石；中老年人体内水缺乏，会使血液黏稠度过高，易引起脑血栓；体内如果缺水，会减少肠道的蠕动，不利于排出体内垃圾，还容易导致严重便秘，便秘是大肠和直肠发生癌变的主要原因。

❖ 水过剩所致疾病

过量饮水会引发水中毒，开始会出现头昏眼花、虚弱无力、心跳加快等症状，严重时甚至会出现痉挛、意识障碍和昏迷。预防水中毒要避免喝冰水。另外，口渴时不能一次猛喝，每次以喝 100～150 毫升为宜，间隔时间为半个小时。

❖ 优质饮用水的标准

世界卫生组织（WHO）根据对世界长寿地区的大量调查结果进行分析，提出优质饮用水的六条标准。

1.不含有害人体健康的物理性、化学性和生物性污染物。

2.含有适量的有益于人体健康，并呈离子状态的矿物质（钾、镁、钙等含量在 100mg/L）。

3.水的分子团小，溶解力和渗透力强。

4.应呈现弱碱性。

5.水中含有溶解氧（5mg/L 左右），含有碳酸根离子。

6.可以迅速、有效地清除体内的酸性代谢产物和各种有害物质。

❖ 哪些人要警惕体内缺水

1.老人对口渴的敏感性较低，所以机体经常处于失水状态，消化液分泌少，容易便秘，血液黏度大，对健康不利。

2. 婴儿新陈代谢旺盛，生长快，因此单位体重需要补充的水量高于成人，婴儿虽以液状食物为主，但在两次喂奶中间也宜喂些水。

3. 儿童运动量大，对水的需要相应也多，然而孩子们往往贪玩而忘记饮水，到临吃饭时才急忙大口喝水，以致影响食物的消化吸收。

∴ 渴了应怎样喝水

口渴时首先少喝几口水，润润喉咙，停一会再喝，也可喝些淡盐水，补充丧失的盐分。采用"多次、少量"的饮法，对身体健康是有好处的。"口渴不急饮"是我们要谨记的。如果一次喝的水太多，超过了胃的容纳量，胃过于膨胀会引起胃不舒服的感觉。并且，胃里突然涌进了大量的水，一下子把胃液冲淡了，必然影响胃液的消化及杀菌功能。最重要的是，大量水分被血液吸收以后，血液量骤然增多，浓度降低，心脏的负担加重，功能降低，就会出现心慌、气短、胸闷等不适的感觉。如果肾功能不好，还会出现水肿。

∴ 不渴也要常喝水

上班族经常会忙得不可开交，常常一上午也不记得喝一杯水。等到口渴才喝水，这时人体已经严重缺水了。我们应当定时饮水。除三餐外，一般成年人每天需要另外补充 1200～1800 毫升的水。天热出汗多时，饮水量还要增加。中老年人更要注意补水，如果中老年人能坚持每天主动喝进适量的水，可以有效改善血液循环，预防心血管疾病的发生。

∴ 感冒时要比平时喝更多的水

当某个人感冒时，医生和身边的朋友都会嘱咐其"多喝水"。人感冒发烧的时候，人体出于自我保护而自身降温，会有出汗、呼吸急促、皮肤蒸发的水分增多等代谢加快的表现，这时就需要补充大量的水分，身体也会有口渴的感觉。多多喝水不仅促使出汗和排尿，而且有利于体温的调节。

❖ 高血压患者怎么喝水

合理补充水分对于高血压患者来说特别重要，水分摄入过少会导致血容量不足、血液黏稠度增高，容易诱发脑血栓。但是高血压患者在补充水分时最好少量多次，每次喝的时候不要大口喝，而应小口慢饮，以免引起血压骤升。

尤其是清晨的第一杯水更为关键，起床后空腹喝一杯水可以补充一夜的水分丢失，稀释血液，促进血液流通，减轻血管压力。但高血压患者本身血容量就高，清晨又是一天中血压的一个高峰时段，此时喝水不宜太多，不然反而会升高血压。清晨饮水以150～200毫升为宜，要慢饮，以温水为宜，不要过凉也不宜过烫，否则对控制血压不利。

❖ 肾脏病患者要限制饮水

肾脏病患者因为对水的调节能力降低，对进入体内过多的水分不能及时调节及排出体外，致使血容量急剧增多，容易引起意外。因此要注意不能喝太多的水，要适当限制或遵医嘱，更不能猛喝。

纯净水不能长期、大量饮用

中国消费者协会发布消费提示：人体大多适宜喝弱碱性的水，老人、少年儿童及婴幼儿尤其不宜将纯净水作为通常饮用水大量、长期饮用。

据了解，中国内地纯净水大量使用的是反渗透法技术用反渗透膜装置达到净化水的目的。这种方法不仅能有效去除细菌和有机物等污染物，而且也去除了钙、镁、锰、锌、硅等有机物。因此，纯净水基本无污染，也基本无营养元素。

2 第二章

一年四季的营养秘密

一年四季，春夏秋冬，春暖夏热，秋凉冬寒。我们跟随着季节的变化，探寻不同季节的营养秘密。春季饮食宜清淡可口；夏季要甘凉；秋季干燥易伤肺，要食生津增液的食物；冬季寒冷，可食较为温热的食品。顺应四时气候交替，可保养体内阴阳气血，而使正气蕴含在内，外邪难于入侵。对中老年人来说，因为生理功能相应降低，对气候变化适应的能力相对减弱，安排好四季的饮食，就显得更为重要。

秘密6　春季：少酸多甜养脾气

春天从立春之日起到立夏之日止，是万物生长、万象更新的季节。在春季这三个月中，一切生物推陈出新、生机盎然。人们应该在此时适应季节，调养生气，使机体与自然界统一起来。大自然的阳气初生，人体的阳气也随之向上、向外疏散，所以春季饮食应顺应自然界阳气渐生而旺的规律，注意保养维护人体的阳气，宜升补。中医认为，春季养生"当需食补"。所以，我们在春季，要注意饮食调养。

养生要点

1. 春季食补要平补、清补。春季为肝旺之时，肝气旺，会使脾胃的消化功能减弱，不利健康。如果多吃酸味的食物，会使肝功能偏亢，所以春季饮食，要选平补、清补的食物。饮食要清淡可口，不可太过油腻，并少吃冷、酸的食物，多吃甜的食物，如红枣、山药、菠菜、荠菜、莴笋等。

2.适当多吃温补肾阳的食物。在早春气候较冷时，多吃葱、蒜、韭菜、茼蒿、芥菜等温阳的蔬菜；可以适当多食些山药、牛蒡、藕根、胡萝卜、芋头、薯类和青菜等食物，阴虚有火者慎食。

3.适当多吃健脾壮阳的食物。中医学讲"当春之时，食应减酸宜甘以养脾壮阳"。老弱者春季进补，可多吃些含维生素、微量元素丰富且易消化的食物，如鸡、鸭、瘦肉、蛋类、水果、野菜，不但能健脾壮阳，也利于消化。

4.适当多吃补充津液的食物。春天容易口干舌燥、皮肤粗糙、干咳、咽痛，可吃些梨、山楂、蜂蜜等食物。

5.适当多吃富含蛋白质、糖类、矿物质的食物。如瘦肉、禽蛋、牛奶、蜂蜜、豆制品、新鲜果蔬等，这些食物性味甘平，有利于发散寒邪，扶助阳气。

6.适当多吃富含维生素 A、维生素 C、维生素 E 的蔬果。小白菜、油菜、柿子椒、番茄等新鲜蔬菜和柑橘、柠檬等水果富含维生素 C，具有抗病毒作用。胡萝卜、苋菜等黄绿色蔬菜富含维生素 A，具有保护和增强上呼吸道黏膜和呼吸器官上皮细胞的功能，可抵抗各种致病因素的侵袭。青色卷心菜、菜花等富含维生素 E，可以提高人体免疫功能，增强机体的抗病能力。

推荐食物

韭菜、油菜、荠菜、香椿、芹菜、莴笋、小萝卜、春笋。

营养师提醒

- 韭菜虽有不少保健功效，但其膳食纤维多，多吃不易消化，胃肠功能不好者不宜多食。韭菜辛温助热，吃多了容易上火，出现喉咙痛、眼睛红、口舌生疮等症状，因此患咽炎、扁桃体炎、眼疾、口腔溃疡者不宜食用。
- 患麻疹、疥疮者不宜食用油菜。
- 多食芹菜还会杀伤精子，因此准备孕育小孩的男性不宜食用。

秘密 **7**　夏季：多吃苦，祛暑化湿

　　夏季从立夏之日起到立秋之日止，包含立夏、小满、芒种、夏至、小暑和大暑六个节气，即农历的四月、五月和六月。夏季气候炎热，是消耗体力最大的季节。人在高温环境中生活和工作，生理功能和营养代谢受到很大的影响，对维生素、蛋白质、水、无机盐等的需求量必然增加。由于天气炎热，出汗多，体内水分减少，体温升高，均会引起蛋白质分解代谢增强，所以蛋白质的摄入量需要增加。又因出汗较多，会失去大量的无机盐、微量元素以及维生素 B_1、维生素 B_2 和维生素 C 等，所以也要及时补充。

养生要点

　　1. 注意多吃些苦味的食物。苦味食物中所含的生物碱能消暑清热、促进血液循环、舒张血管。三伏天里吃些苦瓜、苦笋、苦菜，或者酌量饮用一些啤酒、茶水、咖啡、可可等苦味饮料，不但能清除人内心的烦恼、提神醒脑，而且可以增进食欲、健脾利胃。

　　2. 补充维生素 B_1。夏天喝大量的水和冷饮，而且流汗也多，容易把 B 族维生素冲出体外，导致食欲缺乏，而 B 族维生素中的维生素 B_1 是将食物中的碳水化合物转换成葡萄糖的媒介，葡萄糖提供脑部与神经系统运作所需的能量。少了维生素 B_1，虽然照常吃饭，体内的能量却不足，表现为无精打采。维生素 B_1 最丰富的来源是所有谷类，如小麦胚芽、黄豆、糙米等，因为种子发芽时需要这种维生素。在肉类中，以猪肉的维生素 B_1 含量最为丰富。

　　3. 补充维生素 B_2。维生素 B_2 负责转化热能，它可以帮助身体将蛋白质、碳

水化合物、脂肪释放出能量，在活动量大的夏天更需维生素 B_2。美国康奈尔大学一项研究发现，人体对维生素 B_2 的需求量是随着活动力而增加的，维生素 B_2 的最佳食物来源是牛奶、乳酪等乳制品以及绿色蔬菜，如西兰花、菠菜等。

4.补充烟酸。烟酸又名维生素 B_3，它和维生素 B_1、维生素 B_2 一起负责碳水化合物的新陈代谢，并提供能量。缺乏烟酸会引起焦虑、不安、易怒，所以人在夏天常常觉得烦躁。富含烟酸的食物有青花鱼、鸡肉、牛奶等。

5.补充维生素C。**暑热其实也是一种压力来源，可以补充抗压的维生素C**，在夏天自制苦瓜汁、芹菜汁、凤梨汁等各种果汁，既可补充水分，也可以补充丰富的维生素C。

6.别忘补盐补钾。夏天出汗多，体内丢失的盐分就比较多，所以要注意**多吃些咸味的食物，以补充体内所失盐分**。此外，出汗多也会导致体内的钾离子丧失过多，具体的症状是倦怠无力、食欲缺乏等。新鲜蔬菜和水果中含有较多的钾，因此可以酌情吃一些草莓、杏、荔枝、桃、李子等水果，而蔬菜中的青菜、大葱、芹菜、毛豆等含钾也很丰富。茶叶中含有比较多的钾，夏天多喝茶，既可以消暑，又能补钾，可谓一举两得。

7.暑天宜清补。夏天的饮食应该以清补、健脾、祛暑化湿为原则，应该选择具有清淡滋阴功效的食物，如鸭肉、鲫鱼、虾、瘦肉、菌类（香菇、蘑菇、平菇、银耳等）、薏苡仁等。

8.多吃解暑药粥。夏天不适合大补，所以羊肉不宜多吃，尤其是血压高的人。最好是多吃蔬菜，少吃油腻，并注意多吃些可以**清热降暑**的食物，如绿豆粥、扁豆粥、荷叶粥、薄荷粥等"解暑药粥"。

9.补水。最好的补水方法是饮用凉白开水，饭前1小时喝一杯水，这样不仅可以解除肠胃脱水的现象，也可以促进肠胃蠕动，增进食欲。

推荐食物

1.蛋、奶制品、豆类、新鲜蔬菜、水果、海带、紫菜等均可适量多吃。猪肉、牛肉、羊肉、鸡肉及一些难消化的食物宜少吃。

2.适当吃些瓜果汁可起到防暑降温的作用，如新鲜的番茄汁、西瓜汁、绿豆汤等，助消化、促食欲的品种皆可选择。

3.可饮一些清热祛暑茶，如苦瓜绿茶、茅根竹蔗水，以利于清暑热，提精神。

4.清淡之品，有助开胃增食、健脾助运。如白扁豆、荔枝、蚕豆、荞麦、红枣、鲫鱼、蜂蜜、豆浆、甘蔗、梨等。

5.生津止渴、清热解毒、益气养阴的食物，如绿豆、荷叶、西瓜、番茄、莲子、苦瓜、冬瓜、丝瓜、黄瓜、草莓、茄子、苋菜、莼菜等。

6.清心安神、益气生津的食物。如百合、莲子、莲心、麦芽、红枣等。

7.多吃酸味食物，夏季汗多易伤阴，食酸能敛汗，能止泄泻。如番茄具有生津止渴、健胃消食、凉血平肝、清热解毒、降低血压之功效。在制作菜肴时，宜适量加点醋，不仅可增加风味，而且有保护维生素 C、杀菌和增加食欲的功效。

秘密8 秋季：少辣多酸，养阴防燥

　　秋季是指从立秋之日起到立冬之日止，并以农历八月十五日中秋节作为气候转化的分界。秋季的气候特点是由热转寒、阳气渐收、阴气渐长，是"阳消阴长"的过渡阶段。《黄帝内经》中说"秋冬养阴"，因为秋冬阳气内敛，易伤体内的阴气，所以养阴的关键是防燥。

养生要点

　　1.膳食均匀、饮食有节。秋季，有很多果实成熟，蔬菜类、豆荚类也很丰富，选择食物的范围就扩大了，但在食物调配方面，要注意摄取均衡，不可偏爱一类。**饮食有节制益人，无节制则伤人**。在秋季饮食保健中注意食饮定时，是为了让胃肠维持正常的活动，使其进行有序消化，不至于紊乱或过劳。**食饮定量**是为了避免胃肠超负荷活动，以防损伤胃功能，造成消化不良或胃病。老人和小孩消化力较弱，更应定时定量进食。

　　2.滋阴润燥。秋天气候干燥，常常使人感到鼻、咽干燥不适，吃些胡麻、芝麻、核桃、糯米、蜂蜜、乳品、甘蔗等，可以起到滋阴、润肺、养血的作用；吃些银耳、梨、芝麻、百合、藕、蜂蜜、菠菜、乳制品等可益胃生津。多吃新鲜水果和蔬菜，以增强身体的免疫力，防止疾病的发生。

　　3.秋季应少吃辛味。肺气太盛可损伤肝的功能，所以在秋天要适当"增酸"（肝主酸），增酸以助肝气，以防肺气太过胜肝，使肝气郁结。在秋天一定要少吃一些葱、姜、蒜、韭、椒等辛味之品，而要多吃一些水果和蔬菜。可选择苹果、石榴、葡萄、芒果、杨桃、柚子、柠檬、山楂等。要吃些温食，特别是食用大米或糯米，均有极好的健脾胃、补中气的功能。

　　4.多吃蔬果和豆类。多吃蔬菜、水果，以补充体内维生素和矿物质，中和体内多余的酸性代谢物，起到清火解毒之效；多吃豆类等高蛋白食物，少吃油腻厚味。

5. 多饮水，以维持体内水的代谢平衡，防止皮肤干裂、虚火入侵。

推荐食物

百合 有补肺、润肺、清心安神、消除疲劳和润燥止咳的作用。

莲子 既能祛余暑，又能滋补强身，是秋天适时的补品。

山药 其特点是补而不滞，不热不燥，不论男女老幼、有病无病、体健体弱，都适合食用。

藕 生藕能清热生津止渴；熟藕能健脾开胃益血。故有"暑天宜生藕，秋凉宜熟藕，生食宜鲜嫩，熟食宜壮老"的说法。

黄鳝 入秋食鳝，不但补益力强，对人体的血糖还有一定的调节作用，烧鳝段、清炖黄鳝、炒鳝丝、黄鳝粥等都是美味又保健的佳肴。

红枣 红枣是滋阴润燥、益肺补气的清补食品，如能与银耳、百合、山药共同煨食，效果更好。

秋季饮食小细节

- 膳食结构合理，注意营养摄入的平衡，注意主副食的搭配及荤素食品的搭配，符合"秋冬养阴"的原则。
- 适当地吃一些清热类食品，如喝些莲子粥、绿豆汤、薄荷粥等。同时提倡早晨喝粥以润身体。
- 晨饮温开水，晚饮蜂蜜水，既是补水分、防便秘的好方法，又能养生抗衰。
- 多食秋瓜易坏肚：立秋之后，不论是西瓜还是香瓜、菜瓜，都不能恣意多吃，否则会损伤脾胃的阳气。

秘密9　冬季：抵抗严寒重滋补

我国一般将农历十、十一、十二月称为冬三月，此时天寒地冻，阴气盛而阳气衰，万物生机潜伏闭藏。中医学认为，此时寒邪强盛，易伤及人体阳气，导致呼吸道和消化道疾病。人体受寒冷气温的影响，机体的生理功能和食欲等均会发生变化。为了抵御严寒，防止外邪的侵袭，冬季养生重在滋补。合理地调整饮食，保证人体必需营养素的充足，对提高人的耐寒能力和免疫功能是十分必要的。

养生要点

1.宜补充热源食物。膳食中应多补充产热营养素，如碳水化合物、脂肪、蛋白质，以提高机体对低温的耐受力。尤其应考虑补充富含蛋白质的食物，如瘦肉、鸡鸭肉、鸡蛋、鱼、牛奶、豆类及其制品等。

2.宜补充含蛋氨酸的食物。蛋氨酸通过转移作用可提供一系列耐寒适应所必需的甲基。寒冷气候使得人体尿液中肌酸的排出量增多，脂肪代谢加快，而合成肌酸及脂酸、磷脂在线粒体内氧化释放出热量都需要甲基。因此，在冬季应多摄取含蛋氨酸较多的食物，如芝麻、葵花子、酵母、乳制品、叶类蔬菜。

3.适量补充无机盐。医学研究表明，人怕冷与饮食中无机盐缺少有关。专家建议，冬季应多摄取根茎类的蔬菜，如胡萝卜、百合、红薯、藕及青菜、大白菜等，因为蔬菜的根茎里所含无机盐较多。

4.多吃富含维生素 A、维生素 C 的食物。寒冷天气使人体氧化功能加强，机体维生素代谢也发生了明显变化，饮食中要及时补充维生素 B_2（核黄素），以防口角炎、唇炎、舌炎等疾病的发生。维生素 B_2 主要存在于动物肝脏、鸡蛋、牛奶、豆类等食物中。维生素 A 能增强人体的耐寒力，应多吃些富含维生素 A

的食物，如动物肝脏、胡萝卜、南瓜、白薯等。维生素 C 可提高人体对寒冷的适应能力，对血管具有良好的保护作用，应注意摄取新鲜蔬菜和水果。

推荐食物

黄豆芽　大豆在水中浸泡发芽的过程中，蛋白质结构变得疏松，蛋白质的消化率和生物效价提高，维生素 B_1、维生素 B_2、维生素 C 的含量及水溶性纤维素量增加，成为理想的高营养蔬菜。

牛奶　牛奶的蛋白质中含有 8 种人体必需氨基酸；脂肪的颗粒小，呈高度分散状态，所以消化吸收率高；牛奶中的碳水化合物主要是乳糖，它有利于乳酸菌的繁殖，抑制腐败菌的生长。

黑豆　黑豆是各种豆类中蛋白质含量最高的，比猪腿肉多一倍还有余。它含有的脂肪主要是单不饱和脂肪酸和多不饱和脂肪酸，其中人体需要的必需脂肪酸占 50%，还有磷脂、大豆黄酮、生物素，所以吃黑豆没有引起高血脂之虞，还有降低胆固醇的作用。黑豆还有润肠补血的功能。

香菇　香菇含有多种维生素和矿物质、50 多种酶及游离氨基酸、胆碱、腺嘌呤、麦角甾醇及香菇多糖，能抑制体内合成胆固醇，促进胆固醇分解和排出，防止血脂升高。

黑木耳　黑木耳含较多的微量元素、维生素 B_1、维生素 B_2、胡萝卜素、甘露糖、戊糖、木糖、卵磷脂、脑磷脂、钙、铁等，有防止血液凝结、心脑血管疾病、大便干结的作用。黑木耳还对贫血、腰腿酸软、肢体麻木有效。

3 第三章

九种体质的营养秘密

体质，即机体素质，是指人体秉承先天（指父母）遗传、受后天多种因素影响，所形成的与自然、社会环境相适应的功能和形态上相对稳定的固有特性。

中医学强调，饮食选择要有利于体质的阴阳动态平衡。合理的饮食既可强身健体，又能有效地改善体质的偏颇，起到调整体质、防病治病的作用。俗话说："民以食为天。"饮食保健在人们心中有着根深蒂固的概念。

全面均衡、荤素搭配是饮食营养的基础，但是饮食并没有一个固定的模式。现在的科学饮食健康观念是提倡饮食保健个性化，膳食保健看体质。中医强调因时、因地、因人制宜，除季节、地理因素外，更要强调因人而异，意即除注意各人所患疾病不同外，还要注意人的体质不同。人的体质，有强有弱，又有阴阳、气血、寒热的不同偏颇，患病之后又有证候的不同，因此膳食的选择应与体质状态相一致。中医的食养是从阴阳平衡作为出发点的，饮食选择应有利于体质的阴阳动态平衡。提倡饮食保健个性化，膳食保健要本于体质。

秘密10　平和体质：平衡膳食是关键

平和体质是指阴阳平和的体质，这是一种多见于青春期的健康体质。形体表现为体形匀称健壮。神、色、形、态、局部特征等方面表现良好，肤色润泽，头发稠密有光泽，睡眠安和，胃纳良好，二便正常，舌色淡红，苔薄白，双目有神。这种体质平素患病较少，对自然环境和社会环境适应能力较强。形成原因多是先天禀赋良好，后天调养得当。

食补要点

平和体质日常饮食的首要原则是膳食平衡，应力求**五味调和，温凉适中，选择多种食物来调养体内阴阳**。

在调养的同时，还需顺应自然的四时阴阳变化，以保持人体与自然的整体阴阳平和。根据不同季节选择适宜的饮食，保持人体自身、人体与外在环境的协调统一，以维持体质平和，保持健康，防止疾病的发生。春季阳气初生，宜多食辛甘发散之品，如麦、枣、豆豉、葱、香菜，而不宜食酸收之味，酸收之品不利于阳气升发和肝气的疏泄，且足以影响脾胃的运化功能。夏季心火当令，心火过旺则克肺金，另外，夏季出汗过多，则盐分损失比较多，所以宜多食酸味以固表，多食咸味以补心，例如西瓜、绿豆汤、乌梅小豆汤等。秋季宜收不宜散，所以要尽可能少食葱、姜等辛味之品。另外，秋燥伤津液，故饮食以养肺生津、滋阴润燥为佳，饮食以谷类为主，包括薯类和豆类。肉类以猪、牛肉为主，烹饪以清炖较宜，少煎炸。蔬菜可以多吃，但韭菜、茼蒿辛散，丝瓜、黄瓜寒凉，不宜在秋季多吃。水果中可多吃生津的桃和李子、润肺的杏及温补的枣等食品。冬季饮食对正常人来说应遵循"无扰乎阳"的原则，既不宜生冷，也不宜燥热，最宜食用滋阴潜阳、热量较高的膳食。冬季重于养"藏"，是进补的最好时机。

推荐食物

韭菜、大蒜、葱、洋葱、茼蒿、莴笋、大枣、菠菜、荠菜、芹菜、油菜、香椿芽、豌豆苗。

慎食食物

肉桂、茴香、乌梅、白果。

秘密11 气虚体质：应选健脾益气食物

气虚体质特征为气虚、气息低弱、脏腑功能状态低下。形体表现为肌肉松软，体虚乏力。常见表现是平素倦怠、语声低微、精神不振、肢体易乏、软弱无力，动甚则气喘、易出汗、脉象虚缓。有些表现为面色萎黄或淡白、目光无神、口淡、唇色少华、毛发不泽、全身虚弱无力、头晕、健忘、大便正常，或虽便秘但不结硬，或大便不成形，便后仍觉未尽，小便正常或偏多。发病倾向常是平素体质虚弱，易患感冒；抗病能力弱，易迁延不愈；易患内脏下垂、虚劳等病，对外界环境适应能力表现为不耐受寒邪、风邪、暑邪。形成原因多是因为先天禀赋不足，后天失养，如孕育时父母体弱、喂养不当、偏食、厌食，或病后气亏、年老气弱等。

食补要点

气虚体质的人在日常饮食上要注意补益脾肺之气，可常用药膳，如人参莲肉汤等。日常饮食多选以下具有健脾益气作用的食物：小米、粳米、糯米、黄豆、扁豆、大麦、山药、红薯、牛肉、兔肉、猪肚、鸡肉、鸡蛋、鲢鱼、黄鱼、比目鱼、菜花、胡萝卜、土豆、南瓜、香菇、豆腐、大枣等。由于气虚者多有脾胃虚弱，因此饮食不宜过于油腻，应选择营养丰富而且易于消化的食品，亦宜选用补气药膳调养身体。别吃破气耗气的冷食，少吃辛辣、厚味、油腻食品。

推荐食物

粮食类 粳米、糯米、高粱、黍米。

肉蛋类 牛肉、猪肚、鲫鱼、猪肺、海蜇。

蔬果类 香菇、土豆、枇杷、荸荠、无花果、大枣、桂圆、核桃、栗子、葡萄、樱桃。

慎食食物

山楂、大蒜、薄荷、柚子、生萝卜、芥菜、葱白、茶叶及烟酒。

营养师提醒

不宜吃葡萄的人群

心烦意乱、口干舌燥者不宜吃葡萄。

秘密12　阳虚体质：少吃寒凉食物

阳虚体质特征是因阳气不足、失于温煦而形成的形寒肢冷的体质状态。形体特点多表现为形体偏胖，但肌肉松软而不强健。平素怕冷，手足凉，喜热饮食，神情晦暗，口唇色淡，毛发易落，易出汗。原因多为先天不足，或后天失养。如孕育时父母体弱，或年长受孕早产，或年老阳衰等。

食补要点

阳虚体质者应多食些温阳壮阳的食品，以温补脾肾阳气为主，大温大热、营养丰富之食品可以适当吃些，配合辛温发散的食品。适宜的食品有羊肉、猪肚、鸡肉、带鱼、鹿肉、黄鳝、虾、刀豆、核桃、栗子、韭菜、茴香等，这些食物可补五脏，益精髓，强壮体质。阳虚体质者，平时应少食生冷黏腻之品，即使在盛夏也不要过食寒凉之品，在夏日三伏之时，每伏可食附子粥或羊肉附子汤一次，配合天地阳旺之时，以壮人体之阳。

推荐食物

粮食类 粳米、籼米、黍米、燕麦。

肉蛋类 鲑鱼、鹅肉、羊肉、草鱼、鸡蛋。

蔬果类 大蒜、辣椒、韭菜、茼蒿、香菜、葱、蒜、芥菜。

慎食食物

乌梅、石榴、香蕉、绿豆、赤豆、鸭肉、香椿、冰激凌、冷饮等。

秘密13 阴虚体质：多吃水果少吃辛辣

阴虚体质是指出于体内津液、精血等阴液亏少，形成的以阴虚内热等为主要特征的体质状态。形体特点多为体形瘦长。主要表现是手足心热，平时易口燥咽干，口渴喜冷饮，大便干燥，舌红、少津、少苔，两颊潮红，有烘热感，两目干涩，视物模糊，唇红微干，皮肤偏干，易生皱纹，眩晕，耳鸣，睡眠差，小便短。先天不足，或久病失血，或纵欲耗精，积劳伤阴，或曾患出血性疾病等都可导致阴虚体质。

食补要点

可适当吃些清补类食品，多吃甘凉润燥、生津养阴的食品，宜吃新鲜蔬菜、瓜果等富含纤维素、维生素的食物和优质蛋白含量丰富的食品，如芝麻、糯米、蜂蜜、乳品、甘蔗、绿豆、乌贼、龟鳖、海参、螃蟹、牛奶、牡蛎、蛤蜊、海蜇、鸭肉、猪皮、豆腐、银耳、蔬菜、水果等清淡食物。这些食品多甘寒性凉，皆有滋补机体阴气的功效。也可适当配合补阴药膳有针对性地调养。不吃辛辣刺激性食品、温热香燥食品、煎炸爆炒的食品、性热上火的食品，以及脂肪、碳水化合物含量高的食品。

推荐食物

粮食类 小麦、荞麦、粳米、小米、玉米、黑芝麻。

肉蛋类 牛乳、鸡蛋、猪皮、兔肉、黄鱼。

蔬果类 洋葱、白菜、芦笋、藕、芹菜、豆腐、草莓、梨、甘蔗。

慎食食物

辣椒、胡椒、丁香、肉桂、大蒜。

秘密14　痰湿体质：大鱼大肉要少吃

痰湿体质是由于水液内停而痰湿凝聚，以黏滞重浊为主要特征的体质状态。形体特点多见体形肥胖，腹部肥满松软。常见的主要表现为面部皮肤油脂较多，多汗且黏，胸闷，痰多。有的还可见到面色黄胖而黯、眼胞微浮、容易困倦，平素舌体胖大，大便正常或不实，小便不多或微混。其形成的原因多是先天遗传，或后天过食肥甘。

食补要点

痰湿体质之人，饮食宜清淡，宜多摄取一些能够健脾利湿、化痰祛痰、益肾通利的食物，如白萝卜、紫菜、海蜇、洋葱、蘑菇、扁豆、白果、赤小豆、蚕豆、花生、枇杷叶、文蛤、胖头鱼、橄榄、冬瓜、荸荠、竹笋等。还可以配合药膳调养体质。体形肥胖的痰湿体质的人，应少吃肥甘厚味等有碍脾胃运化的食物以及饮料、酒类等味甘性凉之品；不要多吃酸性食品，酸性收敛，不利于阳气升发，易损伤脾胃，生湿化痰。每餐不宜过饱。

推荐食物

粮食类 薏苡仁、糯米、粳米、小米、蚕豆、扁豆、黄豆。

肉蛋类 鹅肉、鸡肉、鸡蛋。

蔬果类 萝卜、韭菜、茼蒿、洋葱、豇豆、山药、大枣。

慎食食物

石榴、白果、乌梅、沙果。

秘密15 湿热体质：最忌饮酒、吃煎炸食物

湿热体质是以湿热内蕴为主要特征的体质状态。形体特点表现为体形偏胖。常见表现为平素面垢油光，舌质红，苔黄腻，容易口苦口干，身重困倦，或心烦懈怠，眼筋红赤，大便燥结或黏滞，小便短赤，脉象多见滑数。形成的原因多由于先天禀赋不足，或脾胃功能失健，或久居湿地，喜食肥甘；或长期饮酒，湿热内蕴。

食补要点

湿热体质宜食用清利化湿的食品，如赤小豆、蚕豆、绿豆、薏苡仁、莲子、茯苓、鸭肉、鲫鱼、冬瓜、丝瓜、葫芦、苦瓜、黄瓜、西瓜、白菜、芹菜、卷心菜、莲藕、空心菜等。体质内热较盛者，避免摄入辛辣燥烈、大热大补的食物，如辣椒、生姜、大葱、大蒜等；要少食，少吃牛肉、羊肉、酒等温热食品和饮品。

秘密 16 气郁体质：要少量饮酒，多亲近行气解郁的食物

气郁体质是由于长期情志不畅、气机郁滞而形成的以性格内向、情绪不稳定、忧郁脆弱、敏感多疑为主要表现的体质状态。形体特点多为形体偏瘦。主要表现是平素忧郁面貌，神情多烦闷不乐，睡眠较差，食欲减退，惊悸怔忡，健忘，痰多，大便偏干，舌淡红，苔薄白，脉象弦细。形成的原因多为先天遗传，或因精神刺激、饱受惊恐、所欲不遂、忧郁思虑等。

食补要点

平时宜多吃一些能行气解郁、调理脾胃功能的食物，如佛手、橙子、大麦、荞麦、高粱、刀豆、蘑菇、豆豉、柑橘、萝卜、洋葱、苦瓜、丝瓜、菊花、玫瑰、茴香、火腿等。可少量饮酒，以活动血脉，调节情绪。

秘密 17 血瘀体质：常吃活血食物，避免寒凉

血瘀体质是指体内有血液运行不畅的潜在倾向或瘀血内阻的病理基础，以血瘀表现为主要特征的体质状态。常表现为形体瘦，皮肤晦暗或色素沉着，易出现瘀斑，易患疼痛，嘴唇黯淡或紫，舌质黯有瘀点，或片状瘀斑，舌下静脉曲张，脉象细涩或结代。还有眼眶黯黑，鼻部黯滞，发易脱落，肌肤干，女性多见痛经、闭经或经血紫黑有块、

崩漏。形成这种体质的原因为先天禀赋，或后天损伤、忧郁气滞、久病入络。

食补要点

饮食调养宜多食用具有活血祛瘀作用的食品，如桃仁、油菜、黑豆、黄豆、山楂、香菇、茄子、羊血、芒果、木瓜、红糖、黄酒、葡萄酒、白酒、醋等。酒、醋具有活血作用，可常饮常食。可适量饮用葡萄酒，对促进血液循环也有益。

秘密18　特禀体质：避免食用致敏食物

特禀体质是由于先天禀赋不足和禀赋遗传等因素造成的一种特殊体质。包括先天性、遗传性的生理缺陷与疾病、过敏反应等。这种体质的形体特点有的无特殊表现，或有畸形，或先天生理缺陷。可见遗传性疾病，有垂直遗传、先天性、家族性特征；还可见胎传性疾病，具有母体影响胎儿个体生长发育及相关疾病的特征。其形成的原因多为先天禀赋不足、遗传因素、环境因素、药物因素等。

食补要点

特禀体质者应根据个体的实际情况制订不同的保健食谱。其中，过敏体质者要做好日常预防和保养工作，避免食用各种致敏食物，减少发作机会。一般而言，饮食宜清淡，不吃生冷、辛辣、肥甘油腻及各种"发物"，如酒、鱼、虾、蟹、辣椒、肥肉、浓茶、咖啡等，以免引动伏痰宿疾。总之，"因时施膳""因地施膳"和"因人施膳"是中医学饮食养生的基本原则。

4 第四章

平凡生活中的营养秘密

秘密19   补益气血重在调养脾胃

中医学认为气属阳、血属阴，气的主要作用是温煦人体，血的主要作用是濡养人体。气血在人体中是互相滋生和互相依赖的，所谓"气为血之帅，血为气之母"，即气可以生血，可以推动血液的运行，可以防止血液流到血管外等；而血可以作为气的载体运行全身，并给气以充分的营养。但身体有病的时候，气血又可以互相影响，所以会出现气血两虚的情况，此时就需要气血双补了。

营养处方

❖ 补充铁质

含铁丰富的食物主要包括动物内脏、海带、紫菜、黄豆、菠菜、芹菜、油菜、番茄、葡萄干、李子干、杏、枣、橘子、桃子干等。民间也常用桂圆肉、大枣、花生衣作为补血食品。现代医学研究证明，只有二价铁离子才能被人体吸收。在酸性环境下，三价铁易转变为易溶于水的二价铁，如果老年人体内缺乏胃酸，铁的吸收便会受到阻碍。所以，为了促进铁质的吸收，还应吃一些酸性的食物，如番茄、酸枣、酸黄瓜、酸菜等。

❖ 及时补充维生素

维生素 C 可促进铁质的吸收和利用。含维生素 C 丰富的食物有新鲜的蔬菜和水果。

B 族维生素（维生素 B_{12}、叶酸）是红细胞生长发育所必需的物质，动物肝脏和瘦肉中含量较多，绿叶蔬菜等也含有叶酸，可经常食用。

❖ 补充蛋白质

蛋白质是构成血红蛋白的重要原料，贫血病人应常吃含蛋白质丰富的食物，如牛奶、鱼类、蛋类、黄豆及豆制品等。

❖ 适宜吃些补气食物

中医认为，气能生血、统血、摄血，可以适量补充补气类食物，如山药、马铃薯、红薯、香菇、栗子、鸡肉、兔肉、猪肚、牛肚、羊肚、牛肉、泥鳅、大米、籼米、糯米、扁豆、豇豆、蜂蜜等。

❖ 多种色味巧搭配

患贫血的病人往往食欲不佳或消化不良，因此要特别注意饮食的色、香、味，以促进患者的食欲。事实上，美味的菜肴，对胃酸分泌也有促进作用。

❖ 需要谨慎食用的食物

不吃或少吃性凉的食物，如生冷饮品、冰西瓜、香蕉、苦瓜、生萝卜、生马蹄、苦丁茶等。

不吃涩血的食物，如花生米、石榴等。

不吃耗气破血的食物，如桃仁等。

不宜吃橙子、柿子等水果，因含较多的鞣质，极易与铁质结合，能阻碍机体对铁的吸收，影响造血，而且还可能引起便秘。

推荐食物

金针菜 金针菜含铁量大，是菠菜的 20 倍，还含有维生素 A、维生素 B_1、维生素 C、蛋白质等营养素并有利尿及健胃作用。

龙眼肉 含铁质丰富而且还含有维生素 A、B 族维生素、葡萄糖、蔗糖等，能辅助治疗健忘、心悸、神经衰弱等症，产妇宜吃龙眼汤、龙眼胶、龙眼酒等补血食物。

黑豆 中国向来认为吃豆有益，尤其是黑豆可以生血、乌发。

胡萝卜 胡萝卜含有 B 族维生素、维生素 C，且含有一种特别的营养素胡萝卜素。胡萝卜素对补血非常有益，所以用胡萝卜煮汤，是很好的补血汤饮。

菠菜 是有名的补血食物，铁和胡萝卜素的含量相当丰富，是补血蔬菜中的重要食物。

秘密20 补肾健脾方能益寿延年

科学家认为，人的正常寿命应该可以达到120岁，但能活到这个年龄的人却很少，主要原因就是在达到正常寿命之前，被疾病夺去了生命。人们通过强身健体，防止疾病的困扰，就可能坚持到正常寿命。衰老是不可抗拒的自然规律，但如果能够做好饮食保健，就可以延缓衰老，提高生命质量。"肾为先天之本，脾为后天之本"，坚持补肾健脾，就可收到益寿延年的效果。

营养处方

∴ 营养全面、平衡膳食

最新研究表明，长期绝对素食会折寿，因长期素食，蛋白质得不到充分供给，导致精神萎靡、反应迟钝、大脑退化并易引起消化道肿瘤。做到荤素搭配、营养全面、平衡膳食，就能健康长寿。

❖ 补充核酸

人衰老的原因之一是核酸不足，进而导致细胞染色体改变，如果适当补充核酸，就可以延缓衰老进程。含核酸较多的食品主要有豆类、牛肉、鸡肉、动物肝脏，还有芦笋、蘑菇、菠菜、花菜和芹菜等蔬菜，以及鲑鱼、鲱鱼、沙丁鱼、虾等海产品。

❖ 保持血管年轻

常食鱼类，能改善血管弹性、促进钠盐排泄。

常食富含精氨酸的食物，如海参、泥鳅、鳝鱼及山药、芝麻、银杏、葵花子等。

常食富含叶酸的食物，如红苋菜、菠菜、芦笋、豆类、苹果、柑橘等。

常食抑制血小板聚集、防止血栓形成的黑木耳及含吡嗪类物质的食物，如大蒜、洋葱、青葱、茼蒿、香菇、龙须菜及草莓、菠萝。

常食含少量类似阿司匹林水杨酸抗凝物质的番茄、红葡萄、橘子和具有祛脂功效的螺旋藻、香芹、胡萝卜、山楂、紫菜、海带、核桃及橄榄油、香油等。

❖ 常吃抗衰老食物

常吃抗衰老食物，如核桃、芝麻、松子、桑椹、无花果、莲子、红枣、猕猴桃、桂圆、荔枝、杏及杏仁、木耳、黑糯米、蘑菇、胡萝卜、鹌鹑蛋、蜂蜜、黄豆、花生、海参等。

推荐食物

豆浆　豆浆中的营养比较全面，易吸收。据研究，吃煮黄豆只能吸收65%，吃豆腐可吸收93%，而豆浆却可吸收95%。豆浆中的铁质、维生素A、维生素B_1比牛奶高，对老年人轻度缺铁性贫血的防治十分有效。

牛奶　牛奶中含钙较丰富，钙在牛奶中与蛋白质结合在一起，形成酪蛋白钙，容易被老年人吸收利用，对预防老年人骨质疏松症有特殊作用。对于血脂过高，或者常有消化不良、泄泻的老年人，全脂牛奶不十分适宜，可改喝脱脂牛奶。

鲜果汁　用含汁多的鲜果或根茎类的果蔬榨取原汁制成鲜果汁，含丰富的营养素，既可作为强身的保健饮料，也可作为食疗来防治某些老年疾病。例如：荸荠汁可清热、利尿、降血压，鲜藕汁可止血，用于鼻出血、牙龈出血、咯血等。乌梅汁可解热止渴。椰子汁能清暑解渴，并能驱姜片虫、绦虫。

茶 茶叶中富含锌、硒等微量元素，维生素 C、维生素 E 和鞣酸、茶黄烷醇等强抗氧化物质，均具有较好的抗衰老作用，其中茶多酚能降血脂、抗血栓、抑制多元不饱和脂肪酸的脂质过氧化，减少活性氧自由基和羟自由基的产生，可防止细胞及组织被氧化破坏；也能促进体内自由基的消除，延缓衰老。

营养师提醒

不宜喝茶的情形

孕妇、乳母及幼儿不宜喝茶，否则会影响胎儿的发育或婴幼儿的生长。空腹不宜喝茶，特别是浓茶，这样会引起头晕、心慌、情绪紧张、四肢无力、全身出汗，即所谓"茶醉"现象。睡眠不好者，不宜喝茶，特别是晚上或下午喝浓茶。

秘密21　排毒抗癌你吃对了吗

癌症是机体异常细胞的过度繁殖增生，从而损害健康、危及生命的一类疾病。研究发现，80%～90% 的癌症与环境因素如地理条件、生活方式、饮食习惯等有关。如果对这些因素采取适当的措施，并做到早期发现和早期治疗，就可以达到防癌的目的。其中饮食的调养对于防癌是非常重要的。

营养处方

❖ 维生素要足量

维生素 C、维生素 A、维生素 B_2、维生素 E 等，可以起到抵消、中和、减低毒素和致癌物质的作用，增强机体的免疫系统和结缔组织功能，达到排毒、防癌的作用。含维生素 C 丰富的食物，如番茄、绿色蔬菜、水果等，能起到排毒、防癌的作用。含维生素 A 丰富的食物，如动物肝脏、蛋黄、鱼肝油等，以及富含胡萝卜素的食物，对排毒是有好处的。维生素 B_2（核黄素）也有抗癌作用，可降低**酒精中毒患者肝癌的发病率**。维生素 E 能降低甲基胆蒽引起的皮肤肉瘤的发生率。

❖ 有抗癌作用的大蒜素

大蒜素有明显的解毒、抗癌作用，蒜、葱含丰富的大蒜素。

❖ 多食增强免疫力的食物

提高免疫力的食物有：猕猴桃、无花果、苹果、沙丁鱼、蜂蜜、牛奶、猪肝、猴头菇、海参、牡蛎、乌贼、鲨鱼、海马、甲鱼、山药、乌龟、香菇等。

推荐食物

蜂蜜　富含维生素 B、维生素 D、维生素 E、果糖、葡萄糖、麦芽糖、蔗糖、优质蛋白质、钾、钠、铁、乳酸、苹果酸、淀粉酶、氧化酶等多种营养物质，能润肺止咳、润肠通便、排毒养颜。

番茄　独有的番茄红素能消灭某些促使癌细胞生成的自由基，因此具有抗癌作用。

萝卜　富含糖类、脂肪、挥发油、维生素 B_2、花青素、胡萝卜素、钙、铁等营养成分，有养血排毒、健脾和胃的功效。

海带　富含藻胶酸、甘露醇、蛋白质、脂肪、糖类、粗纤维、胡萝卜素、维生素 B_1、

> **营养师提醒**
>
> **不宜吃海带的人群**
>
> 海带含碘较多，甲亢病人不宜食用海带。

维生素 B_2、维生素 C、烟酸、碘、钙、磷、铁等多种成分，有化痰、消痰、平喘、排毒、通便的功效。中老年男性更应常食海带，以保持前列腺和肾脏健康。

木耳　富含碳水化合物、胶质、纤维素、葡萄糖、木糖、卵磷脂、脑磷脂、胡萝卜素、维生素 B_1、维生素 B_2、维生素 C、蛋白质、铁、钙、磷等多种营养成分，被誉为"素中之荤"，有排毒解毒、清胃涤肠、和血止血等功效。

黄瓜　富含糖类、维生素 B_2、维生素 C、维生素 E、胡萝卜素、烟酸、钙、磷、铁等营养成分，同时还含有丙醇二酸、葫芦素、纤维素等成分，有明显的清热解毒、生津止渴功效。

苦瓜　富含糖类、粗纤维、维生素 C、胡萝卜素、维生素 B_1、维生素 B_2、烟酸、钙、磷、铁等成分，有解毒排毒、养颜美容的功效。

荔枝　荔枝含维生素 A、B 族维生素、维生素 C、果胶、游离氨基酸、蛋白质、铁、磷、钙等多种营养成分，具有补脾益肝、生津止渴、解毒止泻等功效。

猪血　富含维生素 B_2、维生素 C、蛋白质、铁、磷、钙、烟酸等营养成分，有解毒清肠、补血美容的功效。

大豆　大豆含有五种以上的抗癌物质，它们具有延缓和抑制癌细胞生长、扩散的作用。

绿豆　富含 B 族维生素、葡萄糖、蛋白质、淀粉酶、氧化酶、铁、钙、磷等多种成分，有清热、解毒、祛火之功效。

茶叶　除铁、钙、磷、多种维生素、脂肪酸外，还富含一种生物活性物质，茶多酚，它作为一种天然抗氧化剂，可清除活性氧自由基，有保健强身和延缓衰老的作用。此外，茶有明显的防癌抗癌作用，坚持饮茶有防止肿瘤形成的功效。

香菇　香菇多糖具有抗病毒、抗肿瘤、调节免疫功能和刺激干扰素形成等功能，从而抑制癌细胞的生长；香菇含有六大酶类的 40 多种酶，可以纠正人体酶缺乏症；香菇中有丰富的维生素 D 原，对预防小儿佝偻病和老年人骨质疏松症有效。

秘密22 这些减压食物你得知道

繁忙的工作、学习和生活经常使人有疲乏无力、精神萎靡、记忆力减退、思维混乱、头昏眼花、心悸气短等不良症状，并且情绪总是起伏不定，容易发怒或不耐烦，感冒也经常光顾，这些都会严重影响生活质量，认识这些问题的实质，减缓压力、消除疲劳，已经刻不容缓。

营养处方

∴ 及时补充 B 族维生素

补充 B 族维生素，可以有效改善脑部的血液循环、减轻焦虑、振作精神，具有镇定作用。维生素 B_1 缺乏或不足，常使人感到乏力，因此常吃维生素 B_1 可以消除疲劳。动物内脏、肉类、蘑菇、酵母、青蒜等食物富含维生素 B_1。维生素 B_2 缺乏或者不足时，肌肉运动无力，耐力下降，也容易产生疲劳。河蟹、蛋类、牛奶、大豆、豌豆、蚕豆、花生、紫菜、酵母富含维生素 B_2。

∴ 及时补充维生素 C

在体力劳动量大时及时补充维生素 C，可以提高肌肉的耐力，加速体力的恢复。青辣椒、红辣椒、菜花、苦瓜、油菜、小白菜、酸枣、鲜枣、山楂、草莓等富含维生素 C。

∴ 增加天门冬氨酸的摄入

天门冬氨酸具有较明显的消除疲劳的作用。鳝鱼、甲鱼、乌龟、花生、核桃、桂圆、芝麻等食物富含天门冬氨酸。

❖ 吃含镁的食物

吃含镁丰富的食物，可以提高人的注意力和体能，含镁丰富的食物有巧克力、杏仁、核桃、红糖、红枣、辣椒、紫菜、蛋黄、坚果等。

❖ 补充碱性物质

水果和蔬菜中含有较多的碱性物质，在劳动强度过大时进食较多的水果和蔬菜，可中和体内的乳酸，降低血液和肌肉的酸度，增强机体的耐力，因而达到抗疲劳的目的。

推荐食物

适当喝茶、咖啡　茶与咖啡都有一定的抗疲劳作用，因其中含有咖啡因，咖啡因能刺激心脏，增加呼吸的频率和深度，促进肾上腺素的分泌，故能抗疲劳。

日常放松按摩法

- 搓双手：双手掌相对搓，直至有温热感，然后用右手掌轻柔地搓左手的手背，至有温感，再换左手掌搓右手背，有温热感时为佳。
- 搓面部：双手掌轻轻地贴于面部，搓面部30次，至面部有温热感。
- 搓颈部：用手掌搓颈部至有温热感，可以很快消除紧张情绪，使精神放松。
- 按头部：将中指、无名指贴在太阳穴，用指肚轻轻按压。
- 按眉毛：轻轻闭目，用食指外侧或四指指腹轻轻按压眉毛。

秘密23 大脑最爱的食物

智力不足大多是因为肝肾亏损、心气不足、脾肾两亏、气血虚弱，出现这种情况有些是由于先天原因，如父母精血不足、肾气虚弱，或近亲结婚所致；有些是由于后天养护失宜，饮食不调、疾病缠绵，治理不当或久治不愈所致。如果出现视物模糊、记忆力差、对外界事物反应迟钝、思考问题迟缓等情况，就需要进行调养了。

营养处方

❖ 常吃含 B 族维生素的深色绿叶菜

蛋白质食物的新陈代谢会产生一种名为类半胱氨酸的物质，这种物质本身对身体无害，但含量过高会引起认知障碍和心脏病。而且类半胱氨酸一旦氧化，会对动脉血管壁产生毒副作用。维生素 B_6 或维生素 B_{12} 可以防止类半胱氨酸氧化，而深色绿叶菜中维生素含量最高。

❖ 常吃含优质蛋白的豆类制品

大豆中富含人脑所需的优质蛋白和8种必需氨基酸，这些物质都有助于增强脑血管的机能。另外，

营养师提醒

合理搭配提高钙的利用率

维生素D＋钙

维生素D可以促进钙的吸收。比如豆腐炖鱼，鱼肉中含维生素D，豆腐含钙丰富。维生素D可促进钙的吸收，使豆腐中钙的利用率大大提高。

镁＋钙

钙与镁似一对双胞胎兄弟，总是要成双成对地出现，而且钙与镁的比例为2：1时，最利于钙的吸收利用。所以，在补钙的时候，切记不要忘了补充镁。

谷类＋豆类

主食要讲究谷类和豆类混合食用，不仅能使氨基酸互补，更有利于人体吸收蛋白质，还能促进钙的吸收。

还含有卵磷脂、丰富的维生素及其他矿物质，特别适合脑力工作者。大豆脂肪中含有85.5%的不饱和脂肪酸，其中又以亚麻酸和亚油酸含量较多，它们具有降低人体内胆固醇的作用，对中老年脑力劳动者预防和控制心脑血管疾病尤为有益。

❖ 补充 Ω-3 脂肪酸

Ω-3脂肪酸对神经系统有保护作用，有助于健脑。研究表明，鱼类中富含Ω-3脂肪酸，每周至少吃一顿鱼特别是三文鱼、沙丁鱼和青鱼的人，与很少吃鱼的人相比较，老年痴呆症的发病率要低很多。吃鱼还有助于加强神经细胞的活动，从而提高学习和记忆能力。

❖ 补充维生素和微量元素

人体内的维生素对于保持认知能力至关重要。其中维生素 B_6 对于降低类半胱氨酸水平最有作用；维生素 C 和微量元素锰，对提高人的记忆力有帮助；酪氨酸可使人精力充沛、注意力集中，并能提高人的创造能力。补充上述营养物质的最佳途径是食用糙米和菠萝、柠檬、香蕉等水果。

推荐食物

大蒜　大脑活动的能量来源主要依靠葡萄糖，要想使葡萄糖发挥应有的作用，就需要有足够量的维生素 B_1 的存在。大蒜本身并不含大量的维生素 B_1，但它能增强维生素 B_1 的作用，因为大蒜可以和维生素 B_1 产生一种叫"蒜胺"的物质，而蒜胺的作用要远比维生素 B_1 强得多。因此，适当吃些大蒜，可促进葡萄糖为大脑提供能量。

核桃和芝麻　现代研究发现，这两种食物的营养非常丰富，特别是不饱和脂肪酸含量很高。常食可为大脑提供充足的亚油酸、亚麻酸等分子较小的不饱和脂肪酸，以排除血管中的杂质，提高脑的功能。核桃中还含有

营养师提醒

不宜吃核桃、芝麻的人群

核桃容易生痰，凡咳嗽、咳痰、感冒者不宜食用。阳痿遗精、妇女白带增多者不宜食用芝麻。

大量的维生素，对于辅助治疗神经衰弱和失眠症，松弛脑神经的紧张状态、消除大脑疲劳效果很好。

鸡蛋 鸡蛋中所含的蛋白质是天然食物中最优良的蛋白质之一，它富含人体所需要的氨基酸，而蛋黄除富含卵磷脂外，还含有丰富的钙、磷、铁以及维生素A、维生素D等，适合脑力工作者食用。

秘密24　太秃然了，生发怎么吃

人人都渴望拥有乌黑亮丽的秀发，毛发的主要成分是硬角质纤维蛋白，还含有多种维生素、氨基酸和微量元素，如胱氨酸、蛋氨酸及铁、锌等物质，所以日常生活中除了精心护理之外，还要在饮食上注意这些营养素的摄入，就会逐渐改善头发容易干枯、白发、发质变脆易折易落的情况，自然拥有理想中的健康秀发。

营养处方

❖ 均衡补充蛋白质与热量

蛋白质或热量任何一方摄入不足都会导致头发脱落、干枯及变脆。例如，那些有厌食症或节食的女性，因摄食低热量及低蛋白的饮食，常常有脱发的表现。但是调查研究也发现，过量食用蛋白质并不能阻止头发的脱落或促进头发的生长，相反还会起反作用，而且还会转化成脂肪在体内储存起来。

❖ 补充必要的脂肪酸亚麻酸

虽然人体对亚麻酸的需求量很少，但是如果饮食中缺乏亚麻酸就会造成毛囊分泌油脂减少，导致头发干枯，失去光泽。即使在头发上涂很多油，也不能补偿食物中缺乏的亚麻酸。

❖ 多种维生素和微量元素不可或缺

维生素 A 及 β - 胡萝卜素 维生素 A 能保证皮肤和头皮正常分泌油脂。如果缺乏，会导致头皮发红、疼痛，还会引起头发的干枯和无光泽。头发脱落和头皮屑是维生素 A 缺乏的常见症状。但维生素 A 缺乏只是引起头皮屑的潜在原因之一。

B 族维生素 B 族维生素中的维生素 B_6、维生素 B_{12}、叶酸和泛酸在维持头发的健康方面都起着重要的作用。例如，脂溢性皮炎，一种由皮脂腺过度分泌油脂所引起的慢性炎症，就与维生素 B_6 有关。B 族维生素还能保证红细胞的供氧，在头发的营养支持方面起着重要的作用。而叶酸和维生素 B_{12} 在新的头发细胞的生成方面也起着重要的作用。

维生素 C 保证皮脂腺分泌油脂的功能正常进行，缺乏维生素 C 会导致头发易折和分叉。

微量元素 微量元素中的铜、铁、硒和锌在维持头发的健康方面同样有着重要的作用。铜是头发合成黑色素必不可少的元素，缺乏会导致头发颜色的改变或变淡。而铁在保证运送到头发的血液的含氧量上起重要作用。脱发及掉发则表明硒或锌的缺乏。

❖ 别忘了最易忽视的水

水是最容易被人们忽略的营养素。而水在保持皮肤湿润、刺激皮脂腺的分泌方面都起着重要作用。

推荐食物

黑豆 黑豆含有丰富的优质蛋白，含有人体自身不能合成的多种氨基酸；不饱和脂肪酸含量很高，可形成磷脂，增强细胞活力，美发护发，养颜美容。

黑芝麻 黑芝麻含有丰富的不饱和脂肪酸、卵磷脂、蛋白质和多种微量元素以及矿物质，还有芝麻素、芝麻酚、甾醇等罕有的营养素。中医认为，芝麻能治虚羸、补内脏、益气力、长肌肉、填精益髓。《本草纲目》称："服（黑芝麻）至百日，能除一切痼疾。一年面光泽不饥，二年白发返黑，三年齿落更生。"黑芝麻作为食品，有益肝、补肾、养血、润燥、乌发和美容等作用，为极佳的保健美容食品。对身体虚弱、早衰而导致的脱发效果最好，对药物性脱发、某些疾病引起的脱发也有一定疗效。与白芝麻相比，同是滋补品，黑芝麻的微量元素含量更高，滋补肝肾、乌发养发的效果更好，而白芝麻润肠通便、滋阴润肤的效果更好。

黑木耳 黑木耳因生长在潮湿阴凉的环境中，中医认为它具有补气活血、凉血滋阴的作用，能够消除血液里的热毒，避免其淤积于肾脏。同时，黑木耳含有的植物胶质有较强的吸附力，可吸附残留在人体消化系统内的杂质，清洁血液，经常食用可以有效清除肾脏内的污染物质，改善头发枯黄、脱落的现象。

核桃 核桃含有亚麻油酸及钙、磷、铁，是人体理想的肌肤美容剂，经常食用有补气血、润肌肤、乌须发及防治头发过早变白和脱落的功能，可每天空腹吃4~5枚或将其制成糖酥核桃仁食用。

海藻类 海藻类食物中的碘极为丰富，这种元素是体内合成甲状腺素的主要原料。而头发的光泽度很大程度取决于体内甲状腺素的作用。但是，女性过了30岁，体内的甲状腺素分泌能力就有所下降。因此，常吃海藻类食物，对头发的生长、滋润、乌亮都具有特殊功效。

绿色蔬菜和黄色水果 缺乏维生素也容易造成头发没有光泽。如B族维生素具有促进头发生长，使头发呈现自然光泽的功效，而维生素C可以活化微血管壁，使头发能够顺利地吸收血液中的营养。所以，平常多食用富含维生素的蔬菜和水果，如菠菜、韭菜、芹菜、芒果、香蕉等，不但能美化皮肤，而且还对头发恢复健康亮泽有事半功倍的效果。

营养师提醒

不宜吃黄色水果的人群

黄色水果普遍含钾离子较多，而因肾功能异常引起的高钾血症者不宜吃黄色水果，如柑橘、香蕉等。

改善头发问题的食疗方法

❖ 头发脆裂

这与头发中蛋氨酸、胱氨酸减少有关系，也与维生素 A、蛋白质、碘等缺乏相关联。应多吃豆类、乳类、海带、新鲜果蔬等。

❖ 头发干枯

多吃黄豆、豆制品、鸡蛋、瘦肉、芝麻、核桃等富含蛋氨酸的食品，可以增加头发的抗氧化功能，减少头发的不良表现。另外，常吃含碘高的藻类食物，如紫菜、海带等，可增加甲状腺素的合成与分泌，令头发倍感滋润。

❖ 头发发黄

根据诱发原因不同分为四类：

由于高度营养不良造成的头发发黄可以多吃鸡蛋、瘦肉、大豆、花生、核桃及芝麻，这些食物中含有动、植物蛋白，可改善机体营养状态，而且这些食物中还含有构成头发主要成分的胱氨酸及半胱氨酸，是养发的最佳食品。

由于血液中酸性毒素过多所致的体酸性头发发黄，则与过度劳累、过食甜食和脂肪有关。应多食海带、鱼、鲜奶、豆类等。此外，常吃芹菜、油菜、蘑菇、柑橘、菠菜等含铁食品来抑制体酸。

由于体内铜含量不足使得头发黑色素生成过程中缺乏一种重要的含铜的酪氨酸酶导致缺铜性头发变黄时，要多吃富含铜的食物，如动物肝脏、番茄、土豆、芹菜、水果等。

由于辐射造成的辐射性头发变黄是指某些特殊职业者，如电脑操作人员或医院放射科的医生。这些人应重视补充富含维生素 A 的食品，如猪肝、蛋黄、奶制品等，还应多食抗辐射食品（如紫菜、海带、高蛋白食物），并多饮绿茶。

❖ 白发

中、青年白发多与肾虚有关，属于体能性白发，应多吃动物的肝肾及黑芝麻、花生、蔬菜、杂粮等。

营养性白发是人体内缺乏维生素、铁、酪氨酸所致，应多吃谷类、干果、奶类、肝、黑木耳、瘦肉、兔肉等。

精神过度紧张压抑和沮丧也会出现白发，可多吃胡桃仁、桑椹、黑芝麻、蜂蜜等。

❖ 脱发

脱发的原因很多，需要对症下药。

脂溢性脱发者勿食辛辣刺激食品。多食牛奶、豆类、香菇、黑木耳、芹菜等可减轻油脂分泌，促进毛发再生。

分娩后的脱发是由于分娩后雌激素急剧减少使毛发的生长中止，造成急性弥漫性脱发，应多吃些促毛发生长的食物，如蜂蜜、蛤蜊、动物内脏、蛋黄等，一般 6 个月后可恢复。

头顶部脱发多为精神应激性脱发，常吃乳酪、芹菜、菠菜等调气怡神且营养丰富的食品，可保持头顶部头发稠密。

枕部脱发可适量饮烈酒、浓茶、浓咖啡，多吃深色蔬菜及野果。

头发变白或脱落，一般来说与年龄和气血亏虚有关。青壮年精血旺盛，则发长而光泽，老年人精血虚衰，毛发变白而脱落。年轻人如若用脑过度、疾病消耗、血瘀毛窍、阻塞血络和脂溢过甚等也可导致气血受损而出现脱发症状。若年老又过于劳累，精神紧张，房事过度，饮食偏缺，那么头发更易变白和脱落。注意日常保养，则可延缓头发变白或脱落。

❖ 按摩头皮美发保健法

◎ 叩击发际

两手四指屈曲，指端着力，点按头部近发际处，从内到外，每点按数次向外移动一些，至两鬓发处为止。

◎ 梳抓头皮

两手十指自然分开，指端屈曲作梳，向头顶方向推。两手滑向头后至颈后部，重复做 36 次。

◎按压头皮

两手食指指肚附着在发际边缘，接着十指的关节屈曲，指尖用力向下按压，当按压处出现酸胀感后，再向后移一指，操作如前，直至头顶。

◎推侧头

两手五指分开，用指腹按在两侧额角处，沿两侧头部推至枕部，重复 36 次。

秘密25　养肝养血就是养眼

眼睛是心灵的窗户，明亮的眼睛不仅能使人更便利地感知周围的东西，而且给人的外表平添几分光彩。如何才能让你的眼睛清澈明亮呢？中医认为，"肝开窍于目"，"肝受血而能视"，养肝养血就是养目。

营养处方

❖ 补充优质蛋白质

保护视力，应补充足够的优质蛋白质。视网膜上专门负责暗视觉的细胞，含有特殊的视紫质，对微弱光线极为敏感。视紫质是由蛋白质和维生素 A 合成的，一旦缺乏便会引起夜盲症、白内障等眼病。所以要多吃有利于眼睛的食物，例如鱼类、肝脏等。

❖ 补充维生素

视紫质是一种复合蛋白质，含有维生素 A 衍生物，如果缺乏维生素 A，视紫质再生缓慢、暗适应机能减退，就会影响暗视力。缺乏维生素 A，还会引起角膜上皮脱落、增厚或角化，使角膜透明度下降。在维生素 A 充足的情况下，角膜的光洁度增加，眼睛明亮，就会显得神采奕奕。动物肝脏、海鱼中维生素 A 含量最多。

B 族维生素是维持并参与视神经细胞代谢的重要物质，如果缺乏，眼睛就会干涩，甚至引发视神经炎症。B 族维生素还有抵抗皮肤衰老的作用，可以预防和延缓鱼尾纹的形成。例如，维生素 B_2 是保护眼睑、球结膜的重要物质。缺乏维生素 B_2，容易引起结膜充血、眼睑发炎、畏光、视力模糊等症。可以多吃些芝麻、大豆、鲜奶、小麦胚芽等食物。

眼球晶状体中维生素 C 的含量明显高于其他组织，缺乏维生素 C 可致晶状体混浊，严重时会导致白内障。

❖ 补充微量元素

钙是神经化学反应中的一种信使，参与形形色色的神经活动。神经细胞缺钙，易出现视力疲劳和注意力分散。

钼是组成虹膜的重要成分，瞳孔放大与缩小的灵敏度与虹膜有密切关系。

锌能够增强视觉神经的敏感度。缺锌还会影响味觉及维生素 A 在体内的代谢，因而补充维生素 A 时还应补充锌。

硒是维持视力的一种重要微量元素。山鹰的视觉敏锐，就是因为其眼睛中的硒含量高，是人眼中硒含量的 100 多倍。

人体缺铬，胰岛素的作用会明显降低，易使血糖升高，当人体出现高血压时，更易引起血液渗透压的改变，导致晶状体和眼房水渗透压的改变，使晶状体变凸，屈光度增加，导致近视。

推荐食物

胡萝卜　胡萝卜富含胡萝卜素，还含有铁、钙、磷、蛋白质、维生素 B_1、维生素 B_2、维生素 C 等。对眼睛有保护作用，可辅助防治夜盲症、眼干燥症。

黄绿色蔬菜　豌豆、甜玉米和甘蓝对保护视力也大有益处。色泽鲜艳的黄色和绿色蔬菜中含有能够预防晚年眼疾的营养物质。

枸杞　枸杞含有丰富的胡萝卜素、维生素 A、维生素 B_1、维生素 B_2、维生素 C、钙、铁等，是健康眼睛的必需营养。

海带 海带除含碘外还含有 1/3 的甘露醇，晒干的海带表面有一层厚厚的"白霜"，它就是海带中的甘露醇，甘露醇有利尿作用，可减轻眼内压力，用来辅助治疗急性青光眼有良好的功效。其他海藻类如裙带菜也含有甘露醇，也可用来作为治疗急性青光眼的辅助食品。

秘密26　补肾 + 补钙 = 好牙齿

洁白、整齐、坚固的牙齿不仅能增添美感，而且能预防和减少消化系统疾病，让美由内而外地散发出来。而牙齿要健康，也是需要补充营养的。"肾主骨"，"齿为骨之余"，要想有一副好的牙齿，在补钙的同时，别忘了补肾。

营养处方

❖ 摄取足够的钙质

钙是组成牙齿的主要成分，在饮食中应注意摄取富含钙质的食物，如牛奶、奶粉、乳酪、豆制品。特别是乳类中的钙、磷比例合适，有利于人体吸收。此外，虾皮、骨头、发菜、海带、裙带菜、紫菜、田螺、泥鳅、鱼松、蛋黄粉等钙的含量也比较丰富。

❖ 进食含磷丰富的食物

磷与钙一样，也是牙齿的主要成分之一，是保持牙齿坚固不可缺少的营养素。磷在食物中分布很广，肉、鱼、奶、豆类、谷类及蔬菜中均含有丰富的磷。

∴ 补充氟元素

氟是维持牙齿健康的重要元素。氟能与牙质中的钙、磷化合物形成不易溶解的氟磷灰石，从而防止细菌所产生的酸对牙质的侵蚀。此外，氟还能通过抑制细菌中的酶而阻碍细菌的生长。海鱼、茶、蜂蜜和矿泉水中含有丰富的氟，应注意食物选择。

∴ 保证维生素 C 的摄入

人体中维生素 C 的含量充足，是预防牙周病的重要条件。如缺乏维生素 C 就可导致牙周病的发生。新鲜绿色蔬菜和水果中含有丰富的维生素 C，每日膳食中应保证蔬菜和水果的充分供给。

∴ 常吃粗纤维食物

进食粗纤维食物时，必然要经过反复咀嚼才能吞咽下去，这个咀嚼的过程有利于牙齿的发育和牙病的预防。经常有规律地咀嚼适当硬度、弹性和纤维素含量高的食物，特别有利于牙齿和齿龈肌肉组织的健康。这样可使附着在牙齿表面和牙龈上的食物残渣，随咀嚼产生的唾液和口腔、舌部肌肉的摩擦而得到清扫，同时使齿龈肌肉得到按摩，增进血液循环，增强肌肉组织的健康。

∴ 适量喝水

喝水是最简单但却很重要的保护牙齿的方法。适量喝水能让牙龈保持湿润，刺激唾液分泌。在吃完东西之后喝一些水，顺便带走残留口中的食物残渣，不让细菌得到养分而借机作怪损害牙齿。每人每天需要喝 6~8 杯水（每杯约 200 毫升），尤其在吃过东西之后，如果无法立刻刷牙，切记喝 1 杯水来清洗口腔，以减少蛀牙产生的机会。

推荐食物

芹菜　帮助牙齿进行大扫除，让你减少蛀牙的机会。

乳酪　乳酪是钙的良好来源之一，

营养师提醒

不宜吃芹菜的人群

有胃溃疡、慢性肠炎者少吃芹菜。或切碎煮烂吃，因芹菜纤维较粗，不利于溃疡面的愈合。

可以减少蛀牙，使牙齿更为坚固。

绿茶　绿茶含有大量的氟，具有抗酸防蛀牙的效果。

洋葱　能杀死多种细菌，其中包括造成蛀牙的变形链球菌。

香菇　所含的香菇多糖体可以抑制口中的细菌制造牙菌斑。

薄荷　能缓解牙龈发炎、肿胀的不适感。

蜂蜜　蜂蜜中含有一种酶，可以抑制损害牙齿和造成龋齿的细菌的活动。

天然矿泉水　天然矿泉水是氟的天然来源，可以增加牙齿的釉质，坚固牙齿。

秘密27　"镁"食帮你养护心脏

五脏是指心、肝、脾、肺、肾，它们各自都有不同的生理功能。而这其中，心是君主之官，是五脏中的核心，它主宰着人体的生命活动：主神志、主血脉，人的精神、意识以及思维活动都是由它主宰的。

心脏正常搏动需要依赖于心气，只有心气充沛才能维持正常的心力、心率和心律，这样，血液才能在血管内正常地运行，川流不息，进而营养全身。如果心气虚，人就会出现心神不宁、心血不行的状况。

营养处方

❖ 镁是"心脏保护神"

镁元素能够阻止体内胆固醇的合成，抑制神经的兴奋性、维护心肌纤维正常的舒缩功能以及冠状动脉的弹性，防止因冠状动脉痉挛和心律失常引起的猝死。如果人体缺镁，可以导致血管收缩、心动过速、心律失常以及明显的心肌坏死和钙化，所以镁被称为"心脏的保护神"。含镁元素丰富的食物有绿色蔬菜、谷类、豆类、牛肉、蛋黄、海鲜、花生、芝麻以及香蕉等。

✿ 重视膳食纤维的摄入

血液中的血清甘油三酯和胆固醇如果过高，就很容易诱发心血管疾病，而膳食纤维能够显著降低人体血胆固醇的水平，对动脉硬化、心脏病、高血压等心血管疾病起到一定的防治作用。

专家建议，每人每天需要摄入约30克左右的膳食纤维，粗粮、绿叶蔬菜和新鲜的水果含有的膳食纤维非常丰富。

✿ 补充多种维生素

维生素 E 能够抑制过氧化脂质的生成，清除人体新陈代谢过程中产生的自由基，保护内皮细胞，从而有效地防治和减缓动脉硬化的发生和发展，对冠心病也有很好的防治效果。

叶酸 叶酸能够帮助清除人体血液中的高半胱氨酸（一种导致心脏病发生的物质之一）。但是，由于人体自身不能合成叶酸，所以需要依赖于外源性食物的供给，其中，动物肝脏、蛋黄、深绿色蔬菜以及胡萝卜、马铃薯等食物中，叶酸的含量较丰富。

番茄红素 它有非常强的抗氧化能力，对防治心脏病有很好的效果。据调查发现，每天摄入一定量的番茄红素，可以使患冠心病的危险度降低一半。番茄红素主要存在于番茄、西瓜、葡萄、南瓜、李子、柿子、草莓等果实中，在萝卜等蔬菜的根部含量也较丰富，其中番茄和番茄制品的含量最高。

✿ 抗氧化剂不可少

白藜芦醇 它是多酚类化合物的一种，有抗自由基和抗氧化的效果。调查发现，白藜芦醇可以促进血管内皮细胞的功能，减缓低密度脂蛋白（LDL）的氧化，防止血小板聚集，对心脏健康很有益处。它主要存在于葡萄皮、红酒、花生等食品中。

硫辛酸 它是一种强的抗氧化物质，被称为"万能抗氧化剂"，主要存在于菠菜、甘蓝、番茄、动物肝脏以及肾脏中，能够防止低密度脂蛋白的氧化，降低血压，从而维护心血管系统的健康。

❖ 适当摄入不饱和脂肪酸

Ω-3 脂肪酸是不饱和脂肪酸的一种，它能保护心血管系统健康，降低血压、血脂，改善脂质代谢，抵抗血小板聚集以及防止血栓形成等。每天摄入一定量的Ω-3 脂肪酸可以大大减缓动脉粥样硬化斑块的形成，另外，还能降低心脏病死亡的危险。不饱和脂肪酸主要存在于深海鱼等食物中。

推荐食物

鱼类 美国心脏学会推荐人们多吃鱼，如鲑鱼、鳕鱼、鲱鱼、金枪鱼、鳝鱼、鳗鱼等，调查表明，每周吃两次鱼能够有效降低心脏病的发病危险。

豆类及豆制品 豆类中含有丰富的亚麻酸和亚麻油烯酸等不饱和脂肪酸，能降低胆固醇水平，在一定程度上保护心脏。研究发现，每天摄入 25 克大豆蛋白，可以减少患心脏病的风险。

禽肉 禽肉中所含的脂肪接近于橄榄油，有保护心脏的功能。

绿茶 研究发现，常饮绿茶的人体内的胆固醇水平比不饮的人低35%。绿茶中有一种叫黄烷醇的物质，它能增加血液中的磷脂含量，从而减少冠状动脉壁上粥样硬化斑块的形成，保证心脏供血的畅通。

营养师提醒

大蒜不宜过量食用

虽然大蒜对心血管疾病有好处，但是吃大蒜要有一定的限度，每天吃3瓣即可，因为生大蒜吃多了会对肝脏和眼睛有一定的伤害。

秘密28　养肝护肝，饮食要清淡洁净

肝主疏泄，是机体新陈代谢最活跃的器官，大体有三大功能。

代谢功能：我们每天吃进大量食物，食物中的蛋白质、脂肪、糖类以及维生素，必须先经肝脏进行处理，变成人体需要的成分，再供给生命活动所需。

解毒功能：人体代谢过程中要产生部分有害废物，加上混入水与食物中的毒物与毒素，必须经过肝脏解毒，肝脏是人体最大的解毒器官。

免疫功能：肝脏是人体内最大的防御系统，拥有一支强大的"健康卫士"队伍，通过吞噬、隔离和消除体内的致病原，从而保障健康。

营养处方

∴ 均衡营养

据不完全统计，当今中年男性有 58% 的人体重超标，其中 28% 的人已经存在脂肪肝。大量高脂肪、高蛋白饮食摄入，使机体产生大量的热量和脂肪，加上平常缺乏运动，很容易出现心血管和肝脏等主要器官异常。因此，应格外注意营养均衡。平常用餐应多吃各种蔬菜、豆制品、水果等，每天喝 1 杯牛奶，进食 1个鸡蛋、100 克精瘦肉（如牛肉、猪肉、鱼肉等）、3 种蔬菜、2 种水果，这样对于保肝养肝大有好处。

∴ 适量的蛋白质、脂肪、糖类

适量蛋白质　蛋白质可提供胆碱、蛋氨酸等抗脂肪肝物质，使脂肪变为脂蛋白，有利于将其运出肝脏，防止肝内脂肪沉积，保护肝细胞，促进肝细胞的修复与再生。每人每天每千克体重以摄入蛋白质 0.8~1.2 克为宜，优质蛋白质应占 1/3 的比例，如豆腐、腐竹、瘦肉、鱼、虾、脱脂奶等。

低脂肪 每日摄入油脂在 25~30 克，可选用富含不饱和脂肪酸的植物油，如花生油、豆油、菜籽油、玉米油、鱼油、茶油等，少吃动物油。

低糖类 糖类能刺激肝内脂肪酸合成。高糖类饮食是造成肥胖和脂肪肝的重要因素之一。因此，控制糖类的摄入比降低脂肪更重要。应给予低糖饮食，特别要禁食蔗糖、果糖、葡萄糖和含糖多的糕点等。

❖ 维生素要充足

肝脏储存多种维生素，患肝病时储存能力降低，如不及时补充，就会引起体内维生素缺乏。为了保护肝细胞和防止毒素对肝细胞的损害，要多食用富含多种维生素的食物，如绿叶蔬菜、水果等。

推荐食物

谷类 可以补充人体热量，提供人体生命活动的基本能量。

豆类 含有丰富的蛋白质、钙、铁、磷、B 族维生素、中等量脂肪及少量碳水化合物，对肝脏修复非常有益。

奶类 富含蛋白质、矿物质、维生素、脂肪，营养丰富。

海鲜 带鱼、黄鱼、银鱼及甲壳类如牡蛎、蟹等，能增强免疫功能，修复破坏的组织细胞不受病毒侵犯。

水果 荔枝、苹果、桃、香蕉、橙子富含维生素和矿物质，有助于人体的营养平衡。

蔬菜 韭菜、茄子、丝瓜、苋菜、芥菜、胡萝卜等食物，有阻止肝脏脂肪升高或胆固醇升高的作用。

秘密29　皮肤青春不老的源泉

　　人体皮肤分为表皮、真皮、皮下组织三层，影响皮肤美容的主要是真皮。真皮是由弹性纤维构成的，而构成弹性纤维的最主要物质是硫酸软骨素。皮肤衰老就是由于皮肤缺乏水分，皮肤的胶原蛋白和硫酸软骨素减少，弹性下降，人体内的过氧化脂质逐渐增多而造成的。这是可以通过饮食来消除的，也就是说，使皮肤青春不老的源泉就在于合理的饮食。

营养处方

❖ 宜吃富含软骨素的食物

　　如猪骨汤、牛骨汤、鸡皮、鸡骨汤、鱼翅、鲑鱼的头部等，可增强皮肤的弹性，延缓皮肤皱纹的产生，使皮肤保持细腻、光滑。

❖ 常吃富含核酸的食物

　　如鱼、虾、牡蛎、蘑菇、银耳、蜂蜜等，可消除老年斑。近年来研究发现，补充核酸类食物，既能延缓衰老，又能阻止皮肤皱纹的产生。

❖ 补充脂肪酸

　　研究指出，长期缺乏某些脂肪酸如 γ - 次亚麻油酸、Ω-3 多不饱和脂肪酸等，容易造成皮肤脂质含量不足而引起干燥、脱皮，并影响皮肤的正常免疫防御功能，使皮肤容易过敏或患皮肤炎。

❖ 多吃富含胶原蛋白的食物

胶原蛋白是皮肤细胞生长的主要原料，能使人体皮肤长得丰满、白嫩，使皱纹减少或消失，使人显得年轻。例如，肉皮、蹄筋、鸡皮、甲鱼、海参等。每百克猪皮中含蛋白质 26.4 克，为猪肉的 2.5 倍。特别是肉皮中的蛋白质，能有效补充合成胶原蛋白，具有增加皮肤贮水的功能，能滋润皮肤，保持皮肤组织细胞内外水分的平衡。

❖ 补充维生素和矿物质

注意摄入富含维生素 A、维生素 C、维生素 E 及微量元素铁、铜的食物，也有利于抗皱。维生素 C 为抗氧化剂，可防止皮下脂肪氧化，增强皮肤表皮和真皮细胞的活力，避免皮肤早衰。维生素 E 可减轻紫外线的伤害，改善胶原与弹力蛋白交联变性所造成的皱纹，并可帮助调节皮脂分泌，达到抗老化、防止晒伤及缓解皮肤瘙痒的作用。维生素 E 是一种很好的抗氧化剂，可有效抑制过氧化脂质的形成，从而减慢皮肤的衰老。榛子、核桃、开心果和芝麻等食物均富含维生素 E。铁和铜可使血液充盈皮肤，使皮肤获得足够的营养，避免皱纹的早期出现。

推荐食物

水　水是一种天然的廉价美容剂。一个健康人每天至少应该喝 6 杯水（每杯 200 毫升），有失水多等特殊情况及出汗多者还应多喝些。

西兰花　西兰花中含有丰富的维生素 A、维生素 C 和胡萝卜素，能增强皮肤的抗损伤能力，还有助于保持皮肤弹性。

胡萝卜　含有大量胡萝卜素，有助于维持皮肤细胞和组织的正常机能，减少皮肤皱纹，刺激皮肤的新陈代谢，保持皮肤润泽细嫩。

牛奶　牛奶是皮肤在晚上最喜爱的食物。它能改善皮肤细胞活性，有延缓皮肤衰老、增强皮肤张力、消除小皱纹等功效。

醋　醋被称为"血液清道夫"，具有良好的嫩肤、杀菌、美白、软化角质的功效。

大豆　大豆中含有丰富的维生素 E，能够破坏自由基的化学活性，从而抑制皮肤衰老，更能防止色素沉着于皮肤。

猕猴桃 猕猴桃富含维生素 C，可干扰黑色素生成，预防色素沉着、保持皮肤白皙，并有助于消除皮肤上已有的雀斑等斑点。

番茄 含有的番茄红素有助于消除新皱纹，使皮肤细嫩光滑。一项实验发现，常吃番茄，不易出现黑眼圈，且不易被晒伤。

蜂蜜 蜂蜜被誉为"大自然中最完美的营养食品"，含有大量易被人体吸收的氨基酸、维生素及糖类，营养全面而丰富，常食可使皮肤红润细嫩、有光泽。

肉皮 肉皮是富含胶原蛋白和弹性蛋白的食物。胶原蛋白能使细胞变得丰满，从而充盈皮肤、减少皱纹；弹性蛋白则可增加皮肤弹性。

三文鱼 三文鱼中的 Ω-3 脂肪酸能消除损伤皮肤胶原及皮肤保湿因子的生物活性物质，防止皱纹产生，避免皮肤变得粗糙。

海带 海带是矿物质含量丰富的碱性食物，常吃海带能调节血液酸碱度和皮肤油脂分泌。

不同肤质不同饮食

油性皮肤者 饮食宜选用具有凉性、平性的食物，如冬瓜、丝瓜、白萝卜、胡萝卜、竹笋、大白菜、小白菜、卷心菜、莲藕、黄花菜（鲜黄花菜应经蒸或煮处理后再食用，防止秋水仙碱中毒）、荸荠、西瓜、柚子、椰子、银鱼、鸡肉、兔肉等。少吃辛辣、温热性及油脂多的食品，如奶酪、奶油制品、蜜饯、肥猪肉、羊肉、花生、核桃、桂圆肉、荔枝、巧克力、可可、咖喱粉等。可选用具有清热作用的中药，如白茯苓、泽泻、珍珠、白菊花、薏苡仁、麦饭石、灵芝等。

中性、干性皮肤者 宜常食豆类，如黑豆、黄豆、赤小豆，蔬菜、水果、海藻类等碱性食品。少吃鸟兽类、鱼贝类等酸性食品，如鱼、虾、蟹等。可选用具有活血化瘀及补阴作用的中药，如桃花、桃仁、当归、莲花、玫瑰花、红花，及枸杞子、玉竹、女贞子、旱莲草、百合、桑寄生、桑椹等。

秘密30　减肥瘦身注意两点就有效果

单纯性肥胖主要是由于日常进食高热量食物过多，超过了人体所需要的消耗量，以致多余的热量转化为脂肪，储存于皮下组织间，特别是腰腹部，从而形成肥胖。对于这类肥胖，应以预防为主，适当控制食量，同时要经常进行体育锻炼和参加体力劳动，注意不可一味采取"饥饿疗法"，人饿得头昏眼花，虽然瘦下来了，但皮黄色枯，一副病态，怎么称得上美呢！

营养处方

❖ 均衡搭配维生素、矿物质和膳食纤维

果蔬是矿物质和维生素的宝库，其中维生素C和胡萝卜素含量尤其丰富，这两种营养素对维持健康很重要，可以增强人体抗氧化能力，提高抗病能力。果蔬中还含有丰富的膳食纤维，有明显的去脂降糖、助消化、通便功效，能有效减肥和预防代谢性疾病。肥胖者每日应吃500克以上的蔬菜，其中250克应选时令绿色叶菜，另外注意食用瓜类和菌藻类食物。

❖ 不吃高热量、高胆固醇食物

不食纯糖、巧克力、糖果、甜饮料、甜点、冰淇淋、花生、松子、蜂蜜、肥肉、黄油、动物内脏、鱼子、动物脂肪等。

推荐食物

冬瓜　具有利尿之功效，能排出水分，减轻体重。如经常食用冬瓜可以改变食物中的淀粉和糖类，防止其转化为脂肪。此外，冬瓜富含维生素，且含热量较低。

黄瓜　内含丙醇二酸，可抑制糖类食物转化为脂肪，黄瓜还含有丰富的纤维素，能加强胃肠蠕动，使大便通畅，且含热量也较低。

丝瓜　丝瓜中所含的皂苷和黏液有利于大便通畅，且含热量也很低。此外，丝瓜还含丰富的维生素 B_1、维生素 B_2、维生素 C 和钙、磷、铁等。

白萝卜　含有芥子油和淀粉酶，有助于消化，能促进脂肪类食物的代谢，防止皮下脂肪的堆积。白萝卜也有通气和促进排便的作用。

紫菜　纤维含量高，脂肪含量低，易产生饱腹感，还有清热利尿的功效。

韭菜　含纤维丰富，能畅通大便，帮助肠道把过多的蛋白质、脂肪排出体外，防止脂肪在体内堆积。

海带　含大量纤维和无机元素（特别是钾的含量十分丰富），有通便和利尿的功能。

绿豆芽　水分含量多，热量极少，不易形成脂肪，同时还有利尿的功能。

辣椒　具有消耗体内脂肪的功能，且富含维生素，热量也较低。

苹果　含有果胶质，这是一种可溶性纤维质，有助于降低胆固醇。苹果还富含粗纤维，能吸收大量的水分，减慢人体对糖的吸收，同时它还能刺激肠道蠕动，促进排便。

柠檬　含较多的柠檬酸，能促进胃液的分泌，促进肠蠕动，利于通便。

茶　茶具有消除油腻、减脂和降脂的作用。

醋　醋中富含的氨基酸，可以促进体内脂肪的分解和糖类的代谢。

兔肉　脂肪含量极低，且多为不饱和脂肪酸，故长期食用也不会导致脂肪在体内堆积。

赤小豆　是一种高蛋白、低脂肪的食物。有清热利尿、活血消肿之功效，可以促进排便。

大蒜　对某些酶的形成起抑制作用，从而减少脂肪酸和胆固醇的合成（脂肪酸和胆固醇的合成离不开酶的参与）。

木耳　是一种脂肪低、水分多、矿物质多的食物。它还含有一种多糖物质，能降低血中的胆固醇，还能减肥和抗癌。

荷叶茶　每日用鲜荷叶 50 克～100 克（干荷叶 25 克）煎汤代茶，连服 3 个月，能明显降低体重。

鹌鹑　鹌鹑肉是高蛋白、低脂肪、多维生素的食物，且胆固醇含量也很低，是减肥的理想肉食。

选择健康的食材和烹调方法

同种食物，低热选择：

◎同是肉类，水产品如鱼、蟹肉、海参、海蜇等水生动物热量低于其他肉类；

◎同是禽类，飞禽比家禽热量低，柴鸡比肉鸡热量低；

◎同是畜肉，瘦肉（如里脊）比肥肉（如五花肉）热量低；

◎同是奶制品，脱脂奶比全脂奶热量低；

◎同是蔬菜，绿叶菜比块根类菜热量低。

烹调方法帮你减肥：

◎清蒸、醋熘、滑熘、爆炒、汆、煮、拌、卤、炝等方法用油少，热量低；

◎煎炸、油焖、干烧、干烤等方法用油多，热量高；

◎鱼香味型、糖醋味型、家常味型或加明油的菜热量高；

◎同样是里脊肉，用冬菇、冬笋、柿椒、红椒为原料制成清炒五彩里脊粒，并用生菜叶包着食用，比烹制成软炸里脊肉热量低；

◎同样是鸡蛋和韭菜，烹制成韭菜炒鸡蛋就比韭菜摊鸡蛋热量低得多；

◎白萝卜丝烧鲫鱼比红烧鲫鱼的热量低；

◎煮元宵、水饺比炸元宵、锅贴所含热量低。

秘密31 如何丰胸美体，吃出曼妙身材

一对健美的乳房，是由各种因素所决定的。一方面是由先天因素决定的，如遗传基因造成的种族人种问题；另一方面是由后天因素造就的，如食物营养、健美锻炼和防治乳腺疾病等方面。乳房发育和全身发育一样，都离不开由食物对其提供的营养。胸部不丰满的人，要有针对性地采用食疗方法，从而使其丰满、挺拔，但又要避免进食过多，因为乳房部位容易堆积脂肪，过多进食高脂食品，会造成乳房松弛，所以要对合理的膳食营养有个清楚的认识。

营养处方

❖ 补充植物类脂肪

乳房发育不够丰满的女性，除了可以常吃一些蛋类、肉类外，还可以多吃一些花生、芝麻、核桃、豆类等富含植物类脂肪的食品。通过热量在体内的积蓄，使瘦弱的身体丰满，同时乳房也由于脂肪的积蓄而变得挺耸、富有弹性。大豆中没有胆固醇，它所含的大豆异黄酮还有类雌激素的作用，在一定程度上能起到预防乳腺癌的功效。

❖ 能调节激素分泌的食物

蛋白质、亚麻酸、B 族维生素是身体合成雌激素不可缺少的成分。含蛋白质丰富的食物有奶及奶制品、瘦肉、蛋类、豆及豆制品等；含 B 族维生素多的食物有动物脏器、鱼、蛋、绿豆芽、新鲜水果；含亚麻酸多的食物有香油、菜籽油、花生油等。雌激素的分泌可促进乳房和乳头的发育，使乳房逐渐隆起变得丰满，但人到

成年后乳房已基本定型，如果乳房小，即使吃雌激素药物也无济于事。所以，要使乳房丰满，应在青春期调治。

∴ 合理补充维生素和微量元素

动物实验发现，缺乏维生素 A、维生素 C、维生素 E 和硒、碘、锌、铜、锰等微量元素可增加动物乳腺肿瘤的发生率。可见维生素和矿物质缺乏与乳腺癌的发生有一定的关系。为丰乳和避免中老年后出现乳腺萎缩，应常吃富含维生素 E 以及有利于激素分泌的食物，如卷心菜、菜花、葵花子油、菜籽油等。

推荐食物

核桃和松仁　富含维生素 E 和锌，有利于延缓乳房衰老。此外，核桃和松仁都是亚麻酸的很好来源，有刺激雌性激素合成的功能，对健胸很有好处。

木瓜　自古就是第一丰胸佳果，丰富的木瓜酶对乳腺发育很有助益，而木瓜酵素中含丰富的维生素 A 等养分，能刺激女性激素分泌，并能刺激卵巢分泌雌激素，使乳腺畅通，达到丰胸的目的。

黄豆、青豆和黑豆　这些都是著名的丰胸食品，不仅富含蛋白质、卵磷脂，还含有"植物雌激素""异黄酮类"物质，能有效提高体内雌激素的水平，从而保持乳房的青春美感。鸡翅膀也含有大量胶原蛋白，而且蛋白质含量高于猪蹄，与黄豆同食，对丰胸十分有益。

乳房按摩塑形法

旋转按揉乳房：将搓热后的双掌按压在双侧乳房上，以适当力度，相对方向旋转按摩乳房50~100次，然后再反方向旋转按摩50~100次。

双向乳房按摩：用左手掌面托起同侧乳房的底部，右手放置上部，然后双手掌相对适当用力，双手反方向按揉，由乳房根部向乳头合力按摩。然后再改用右手托起并按揉右侧乳房，方法相同，各按揉36次。

5

关系家人健康的营养秘密

秘密32　他，强壮身体还要精力充沛

研究表明，由于男性自身的生理机能特点，男人对几乎所有主要营养成分的需要量都比女人多。加之男性在社会中生活和工作压力很大，应该多吃对健康有益的食物，补充足够的营养使自己有一个健壮的好身体，有充沛的精力和灵活的大脑来应对社会和家庭中的各种问题。

营养处方

∴ 常吃含有维生素 A、维生素 B₆ 的食物

维生素 A 有助于提高人的免疫力，预防癌症，保护人的视力。一个成年男子每天平均需要食用 1 毫克维生素 A，但食用过量则对身体有害。实验表明半碗蒸胡萝卜的维生素 A 含量已经达到 4 毫克，另外一些含维生素 A 较多的食物有动物肝脏、乳制品、鱼类、番茄、杏、香瓜等。

维生素 B₆ 有助于提高人的免疫力，可以预防皮肤癌、膀胱癌、肾结石，对失眠症有辅助治疗的作用。含维生素 B₆ 较多的其他食物有鸡肉、肝、土豆、葵花子、鳄梨、香蕉等。专家提醒，成年人维生素 B₆ 的每日适宜摄入量为 1.2 毫克。

∴ 常吃富含维生素 C 的食物

维生素 C 在提高人体免疫力、预防感冒、延缓衰老方面起到了重要作用，另外它对预防和治疗男性不育症有一定的作用。维生素 C 含量最高的食物有菜花、青辣椒、橙子、葡萄汁、番茄等。专家认为，每人每天维生素 C 的适宜摄入量为100 毫克，半杯新鲜的橙汁便可以满足每人每天维生素 C 的最低需求量。每天喝半杯橙汁可以较好地起到预防感冒的作用。吸烟男士血液中含有的维生素 C 比较

低，所以他们更应该多补充维生素 C。

❖ 常吃含维生素 E 的食物

维生素 E 可以降低胆固醇，防止血小板在动脉内集结，清除体内杂质，预防白内障，促进男性性激素分泌，提高生殖能力。富含维生素 E 的食物有杏仁、花生和山核桃等。

❖ 常吃含铬的食物

铬有助于促进胆固醇的代谢，增强机体的耐力，促进肌肉的生成，又避免多余脂肪的积累。活动量较大的男性一天需要 100～200 微克的铬。铬的最好来源是肉类、肝脏和其他内脏。啤酒、酵母、未加工的谷物、麸糠、硬果类、乳酪也可提供较多的铬。

❖ 常吃含镁的食物

镁不仅有助于调节人的心脏活动，对男性来说更加重要的是它有补气壮阳的功效，能够增强精子的活力，从而增加受孕成功的概率，提高男性的生育能力。男性可参考每天早餐吃两碗加牛奶的燕麦粥和一个香蕉来补充镁元素。含镁较多的食物有大豆、土豆、核桃仁、燕麦粥、通心粉、绿叶菜和海产品。

❖ 常吃含锌的食物

人体中锌的存储量最高的部位是前列腺，高锌含量的饮食有助于预防前列腺增生。锌的丰富来源有面筋、口蘑、牛肉、肝、牡蛎和小麦麸皮等。

❖ 多喝水

大家都知道，男性中泌尿系统结石与泌尿系统感染的患者正越来越多，主要因为男人没有养成主动喝水的习惯，因此排尿较少，排尿不仅在于排泄体内的废物，还能用物理的冲力作用冲走那些微结石，使它们不能成形，还可冲走那些滋生的细菌，防止感染，减少了患病的几率。另外，男性要想保持健美的身材，就必须饮用足够的水分，因为肌肉中的水比脂肪中的水多 3 倍。中等身材的男人每天需饮用 8 杯水，而运动量大、出汗多的男性对水的需求量则更大。

推荐食物

番茄　番茄中含有番茄红素，可以减少 20%~30% 的前列腺癌的发生率，还可减少心血管疾病发生率，提高男性生育能力。

胡萝卜　胡萝卜中含有多种维生素，并含有丰富的胡萝卜素。长期吸烟的男性，每日饮半杯胡萝卜汁，对肺部、肝脏有保护作用。

南瓜子　南瓜子含有丰富的磷、锌，吃南瓜子可预防前列腺病，无论是生瓜子还是熟瓜子，均可辅助治疗前列腺肥大症，并使该病引起的小腹痛、尿频和排尿困难等症状消失或明显好转。

芦笋　芦笋中含有维生素 A、维生素 C 和微量元素硒等，那些大肚腩、脂肪肝的男士可多吃芦笋消脂瘦身。

羊肉　科学家发现羊的体内存在一种抗癌物质，能抗癌和增强免疫力。五劳七伤和虚寒疾患的男子非常适合吃羊肉。另外，羊肉还含有丰富的脂肪酸、烟酸，有益肾壮阳、保暖益胃的功效。

蚝　蚝富含微量元素锌，为人体所需的重要营养成分之一，也是维持男性生殖系统健康的重要营养素，有提高性能力、益智健脑等功用。

营养师提醒

食用小细节

番茄别空腹食用，因空腹食用易使人胃酸分泌量增多，易造成胃部不适。南瓜子多食易导致胀气不易消化，且脂肪含量较多，不可多吃。羊肉性温助阳，口干舌燥、发热痰多者不宜食用。

秘密33 她，补气养血还要美容养颜

女性不像男性那样需要很多热量，但是她们需要同样多的维生素和矿物质，因此对于女性来说，食物美味不是关键，最重要的是能滋养身体。饮食的营养要全，脂肪含量要少，最好还有美容养颜的特殊功效。所以，女性应更侧重食品的健康组合。

营养处方

❖ 注意补充维生素

维生素 B_1、维生素 B_6 与脑和神经代谢有关，在糙米、全麦、苜蓿中含量较丰富，因此在日常膳食中宜吃些粗粮。β -胡萝卜素、维生素 C、维生素 E 等抗氧化物，有利于提高工作效率，各种新鲜蔬菜和水果中含量较为丰富。

❖ 注意补充蛋白质

蛋白质是构建人体细胞和脏器的"灵魂"，身体组织的修补更新需要不断地补充蛋白质。蛋白质的长期缺乏会导致记忆力下降，精神萎靡，反应迟钝。严重者会出现抵抗力降低，感染性疾病患病率增高。蛋白质由多种氨基酸组成，现代女性中不少是脑力劳动者，因此营养脑神经的必需氨基酸如谷氨酸、牛磺酸、天门冬氨酸的供给要充足。谷氨酸在粮食中含量比较高；豆类、芝麻等含谷氨酸及天门冬氨酸较丰富；牛磺酸在贝壳类食物中含量较高。

此外，磷脂对改善脑神经功能有重要作用，大豆和鱼类中富含磷脂。

❖ 摄入脂肪不要过多

一般来说，女性要控制总热量的摄入，减少脂肪摄入量，少吃油炸食品，以防超重和肥胖。女性本身体能消耗就少，另外加之经常不运动，需要的能量自然少，脂肪摄入过多很容易引起肥胖和一系列的并发症。脂肪的供能比应为总热量的 20%～25%，但目前很多女性已超过 30%。脂肪摄入过多，还容易导致脂质过氧化物增加，使活动耐力降低，影响工作效率。

❖ 重视矿物质的供给

女性在月经期，伴随着红细胞的流失还会流失许多铁、镁、钙和锌等矿物质。镁在人体内的作用是将肌肉中的碳水化合物转化为可利用的能量。女性比较容易缺镁，每日摄入的镁如果少于 280 毫克，女性就会感到疲乏，因此在月经期和月经后，女性应多摄入一些含钙、镁、锌和铁丰富的食物，以补充流失的矿物质，多饮牛奶、豆奶或豆浆，多吃瘦肉等。

推荐食物

禽肉、牛肉和兔肉　鹅、鸭等禽类的脂肪含量虽不少于畜肉类，但其脂肪的化学结构接近橄榄油等植物油，不仅无害且有益于心脏，而且鸡肉是蛋白质的良好来源。妇女一生中有很长的月经期，这使得她们比男人更容易贫血。血液里含铁量低，会引起严重的疲劳，要想获得足够的铁，吃牛肉是一个好办法。此外，多吃兔肉能够获得美容减肥的功效。

牛奶或酸奶　女性身体不容易贮存钙，喝牛奶是比较简单方便的补钙方法。但是很多亚洲人有乳糖不耐症，喝酸奶是更好的选择。酸奶中的益生菌不仅有助于消化，而且还能有效地防止肠道感染，提高人体的免疫力。

番茄　番茄中富含番茄红素，能降低患癌症和心脏病的几率。且番茄中抗氧化的维生素 C 含量很高，是美容养颜的宝贵资源。

豆类　营养学家认为，大豆是植物性雌激素含量最高的食物之一，而雌激素对于女性维持生理健康和心理健康都是极其重要的。而且经常吃一些赤豆、黑豆或大豆，也能起到补充铁质的作用，能有效地改善疲惫、无力的状况。

菠菜 女性比较容易缺镁，而菠菜是补充镁元素很好的食物。

香蕉 香蕉富含钾。钾在人体内能够帮助维持肌肉和神经的正常功能，但它不能在体内储存很长时间，人在剧烈运动后，体内的钾会降得很低。而吃几根香蕉则可补充钾的不足。

特殊时期的饮食要点

∵ 推荐女性在经期多吃的食物

温补性的食物 尤其是在冬天可多吃些牛肉、鸡肉、桂圆等温补食物。中医认为，血得热则行、得寒则滞。月经期间，饮食宜温热，还能在一定程度上缓解经期情绪的波动。

有利于"经水之行"的食品 如红枣、豆腐皮、苹果、薏苡仁、牛奶、红糖、益母草、当归、桂圆等食品。

有食欲差、腰痛等症状时，饮食宜选用营养丰富、健脾开胃、易消化的食品，如萝卜、山楂、薏苡仁粥以及新鲜蔬菜和水果。

∵ 应避免食用的食物

生冷类 即中医所说的寒性食物，如梨、香蕉、荸荠、石耳、石花、地耳等。这些食物大多有清热解毒、滋阴降火的功效，平时食用，都是有益于人体的，但在月经期却应尽量不吃或少吃这些食品，否则容易使经血凝滞，造成痛经、月经不调等症状。

辛辣类 如肉桂、花椒、丁香、胡椒等佐料，平时做菜时放一些可使菜的味道变得更好。但在月经期的妇女食用这些辛辣刺激性食品则容易导致痛经、经血过多等症。

秘密34 准备受孕者，多摄入富含叶酸的食物

准备受孕的女性在生理上与一般的性成熟女性没有什么不同，但是为了准备孕育下一代，她们更加需要在饮食营养上注意为怀孕创造良好的身体条件。

营养处方

❖ 多吃含叶酸的食物

叶酸是胚胎神经系统发育所需的重要营养素，女性身体一旦缺乏将会影响胚胎的神经管发育，导致无脑儿、脊柱裂、脑膨出等畸形儿出生。从孕前3个月开始一定要注意补充富含叶酸的食物，比如肝脏、小麦、牛奶、笋、菠菜、番茄、土豆、水果等，以消除或减少叶酸缺乏的可能。

❖ 多吃含 B 族维生素的食物

B 族维生素可以降低胎儿脊椎裂和其他神经方面问题的发生率。宜多吃 B 族维生素含量丰富的食物，如酵母等。

❖ 多补充碘、铁等微量元素

多吃含碘食物，如紫菜、海蜇等；多吃含锌、铜的食物如鸡肉、牛肉、羊肉；多吃有助于帮助补铁的食物如芝麻、猪肝、芹菜等。

❖ 多吃含有优质蛋白质的食物

如豆类、蛋类、瘦肉及鱼等。

❖ 控制脂肪摄入，避免太少或者太多

脂肪太少会干扰女性月经规律。高脂肪食物使体重上升，同样造成女性经期紊乱，排卵不良，减少受孕的机会。

❖ 限制咖啡因的摄入

由于茶叶中的单宁会降低人体对铁质的正常吸收，易造成缺铁性贫血，最好一天不要饮用超过两杯以上的浓茶，至于习惯喝咖啡的女性，咖啡因控制在每天 200 毫克以下，即约 350 毫升的咖啡为宜。

❖ 禁止吸烟酗酒

孕期内抽烟的妇女，早期流产的概率会提高，婴儿体重较轻，围产期新生儿死亡及胎盘早期剥离的几率增加，婴儿畸形发生率也显著提高。酒精对于中枢神经系统有抑制作用，长期饮酒的妇女，所怀的胎儿会产生酒精中毒症状，包括生长发育迟缓、智力发育不足、行为偏差以及特殊的脸部外观，且会合并心脏、脑部发育畸形及严重的先天性畸形。

推荐食物

金针菜 金针菜含铁量很大，比大家熟悉的菠菜高了20倍，同时金针菜还含有丰富的维生素 A、维生素 B_1、维生素 C 等营养素。

黑豆 我国传统向来认为吃豆有益，许多古籍会介绍黑豆可以让人头发变黑，其实黑豆也可以生血。

发菜 发菜内所含的铁质较多，用发菜煮汤做菜，可以补铁补血。

> **营养师提醒**
>
> **不能食用新鲜金针菜**
>
> 新鲜金针菜（黄花菜）中含有秋水仙碱，有剧毒，服用后能引起恶心、呕吐、肢痛、头昏，只要服下3毫克以上，就能引起死亡。一般食用干品金针菜比较安全。

胡萝卜 胡萝卜含有很多的维生素 C 和 B 族维生素，同时又含有一种特别的营养素 β-胡萝卜素，它对补血极有益，用胡萝卜煮汤，是很好的补血汤饮。

面筋 面筋的铁质含量相当丰富，对缺铁性贫血有益。

秘密35　孕妇平衡膳食，有利母婴健康

妊娠是一个非常复杂的生理过程，孕妇在妊娠期间需进行一系列的生理调整，以适应胎儿在体内的生长发育、吸收母体营养和排泄废物的活动，具体变化有以下几方面。

❖ 代谢改变

孕期妇女在大量雌激素、黄体酮及绒毛膜促性腺激素等影响下，体内的合成代谢增加、基础代谢率升高；对碳水化合物、脂肪和蛋白质的利用也有所改变，能源物质通过胎盘贮存和转运至胎儿；孕末期蛋白质分解产物排出较少，以利于合成组织所需的氮储留。

❖ 消化系统功能改变

消化液分泌减少，胃肠蠕动减慢，常出现胃肠胀气及便秘。对某些营养素如铁、钙、叶酸、维生素 B_{12} 的吸收能力增强；孕早期常有恶心、呕吐等妊娠反应。

❖ 肾功能改变

妊娠期孕妇需排出自身及胎儿的代谢废物，因此肾脏负担加重，肾小球滤过能力增强，尿中可出现葡萄糖、氨基酸。

❖ 水代谢与血容量变化

妊娠过程中母体含水量约增加 7L，血容量增加 40%，红细胞却只增加了 20%～30%，血红蛋白浓度也下降，常出现生理性贫血。

❖ 体重增加

健康妇女不限制饮食，孕期一般增加体重10～10.25千克。孕早期增重较少，孕中期和孕末期则每周稳定增加0.35～0.4千克。

营养处方

❖ 孕早期

对叶酸的需要量大大增加，而其他营养素的需要和平时没有区别，孕妇可以按照自己的喜好，选择能促进食欲的食物。平时只需每天进食新鲜的绿叶蔬菜及每周摄入两次动物肝、肾，就可以保证叶酸的充足供应。有孕吐的情况时，选择清淡容易消化而不油腻的食物以减少呕吐，如粥、面包干、馒头、饼干、甘薯等。

❖ 孕中期

要适当地补充蛋白质，孕中期是胎儿各个器官生长和分化的重要时期，这个时候对于蛋白质的需求比较大，瘦肉、鱼肉、奶类等，都是含蛋白质比较丰富的食品。维生素、矿物质等也要适当加以补充。要注意铁元素的补给，可以多吃动物肝脏和血，以满足孕中期血容量及红细胞迅速增加的需要。

❖ 孕晚期

首先，要补充多不饱和脂肪酸，孕晚期是胎儿大脑细胞发育的高峰期，需要补充充足的必需脂肪酸，以满足胎儿大脑发育所需。孕妇可多吃海鱼。其次，需要补充钙。胎儿体内的钙一半以上是在孕晚期贮存的，孕妇应每日摄入800～1200毫克的钙，同时补充适量的维生素D，以帮助钙的吸收。再次，胎儿的肝脏在孕晚期以每天5毫克的速度贮存铁，直至出生时达到300～400毫克的铁质，孕妇应每天摄入铁15～35毫克，要多吃动物肝脏等。最后，还需要摄入充足的维生素。孕晚期需要充足的水溶性维生素，尤其是维生素B_1，如果缺乏则容易引起呕吐、倦怠等症状，并导致分娩时子宫收缩乏力，延缓产程，所以孕妇要多吃富含维生素B_1的粗粮。

推荐食物

❖ 孕早期推荐食物

绿叶菜 叶酸是由绿色蔬菜中提取出来的，所以要想保证孕早期叶酸的供应，就要多吃新鲜的绿色蔬菜。

面包干和馒头 面包干和馒头等干巴巴的食物，既可以刺激孕妇的食欲，可以减轻孕吐。

❖ 孕中期推荐食物

鱼 鱼肉含有丰富的完全蛋白质，如黄鱼含 17.6%，带鱼含 18.1%，鲐鱼含 21.4%，鲢鱼含 18.6%，鲤鱼含 17.3%，鲫鱼含 13%。而且这些完全蛋白质所含必需氨基酸的量和比值适合人体需要，容易被人体消化吸收，很适宜孕中期妇女补充蛋白质。

瘦肉 瘦肉中含铁、磷、钾、钠等矿物质较多，也是维生素 B_1、维生素 B_2、维生素 B_{12} 的良好来源，猪瘦肉中的维生素 B_1 含量尤其高，是孕中期妇女补充维生素和矿物质的最佳选择。

动物肝脏 动物肝脏中含有丰富的蛋白质、维生素、微量元素和胆固醇等营养物质，对促进胎儿的生长分化，维持孕妇的营养健康都有很大的益处。尤其肝脏中含有丰富的铁对补血很有帮助。妊娠期间，由于胎儿经胎盘从母体摄取大量的铁供其生长发育所需，加之可能存在的与妊娠有关的其他因素，导致孕妇很容易发生铁缺乏症和缺铁性贫血，因此要多吃动物肝脏。

营养师提醒

动物肝脏不宜过量吃

动物肝脏虽然营养丰富，但因胆固醇含量较高，且肝脏是全身的解毒器官，有些毒素不能代谢出去，也不能过量食用。每周吃一次，每次50克为好。

❖ 孕晚期推荐食物

海鱼 海鱼中矿物质和维生素含量通常较河鱼更高。此外，海鱼的肝油和体油中含有一种陆地上的动植物所不具备的高不饱和脂肪酸，其中含有被称为DHA（俗称"脑黄金"）的成分，是大脑所必需的营养物质，可以满足胎儿大脑发育所需。

粗粮 粗粮中的各种矿物质和维生素含量要比细粮中高得多，而且更加全面。

特别关注：安胎

准妈妈在注意营养摄入的同时，也该注意哪些食物对安胎不利，容易造成流产，以免对自身和胎儿产生不良的影响。在这方面，准妈妈们不妨听听医生和有经验的老人们的建议。以下四种食物对安胎十分不利。

甲鱼 虽然它具有滋阴益肾的功效，但是甲鱼性味咸寒，通血络、散瘀块的作用很强，因而容易引起堕胎，鳖甲的堕胎之力比鳖肉更强。

螃蟹 味道鲜美，但其性寒凉，有活血祛瘀之功，故对孕妇不利。尤其是蟹爪，有明显的堕胎作用。

孕期饮食须知

- 怀孕期间的食物烹调方法以蒸、焖、煮、煨为主，应避免油炸、熏烤和腌制。
- 准妈妈不能只吃鱼虾和水果，应该是一半的主食和一半的肉、蛋、禽、蔬菜类。
- 准妈妈在整个孕期都应以清淡为饮食原则，不可因为嘴里没味而自行"加味"。

薏苡仁 其质滑利，是一种药食同源之物。薏苡仁对子宫平滑肌有兴奋作用，可促使子宫收缩，因而有诱发流产的可能。

马齿苋 其性寒凉而滑利。马齿苋汁对子宫有明显的兴奋作用，能使子宫收缩次数增多、强度增大，易造成流产。

秘密36 产妇的食物要多样，以保证乳汁营养

产妇在怀孕的 10 个月，体内孕酮水平很高，经过生产之后激素水平会发生一个很大的变化，产妇体内激素的变化将会导致机体代谢、营养需求和分配上的巨大变化，因此需要经过一个很好的调理，使得产妇能够平安健康地度过生产这一艰难过程。

营养处方

∴ 食物种类齐全多样化

要粗细粮搭配，每天食用一定量的粗粮，适当调配杂粮、燕麦、小米、赤小豆、绿豆等。而且产妇的饮食需要高热量，每日所需的热量基本相当于重体力劳动者每日所需。仅靠碳水化合物的摄入，其热量是远不能满足需要的。还要增添一些高蛋白、高热量的食物，如牛肉、羊肉、瘦猪肉、鸡蛋、果仁或鱼虾类食物。

∴ 补充充足的钙

要多吃富含钙的食品，以保证乳汁中钙含量的稳定及母体钙的平衡。如豆类及豆制品或乳及乳制品，如牛奶、酸奶、奶粉、奶酪等。小鱼和小虾米也可以带骨带壳一起食用。

∴ 补充足够的汤水

产妇在产后会丢失大量的水分，如产后出血、恶露和褥汗排出都会使大量的水分从身体流失。为了喂养孩子，产妇还需要分泌大量的乳汁。因此产妇在产褥期内应多饮用高营养的汤水、粥类，以及其他流质、半流质食物，如鸡汤、鱼

汤、排骨汤、猪蹄汤等。

∴ 吃富含优质蛋白质的食物

产妇在哺乳期间为了保证新生儿的生长发育，每天要分泌大量的乳汁，乳汁里含有蛋白质。产后如不能摄入足量的蛋白质，可能会导致产妇出现负氮平衡的现象。蛋白质含量丰富的食物主要是鸡肉、蛋类、奶及奶制品。大豆也含有极其丰富的蛋白质，如每 100 克干豆中含有 35 ~ 40 克蛋白质。在哺乳期间豆制品应是经常食用的食品之一。

∴ 补充各种维生素

平时饮食中要注意摄入足够的新鲜蔬菜、水果和海产品。

∴ 不吃生冷食物

要注意调养过程中避免生冷食物。

∴ 调养的日子里可一日多餐

以 4 ~ 5 餐为宜，盐的摄入别超标。

除了以上这些基本的饮食营养处方外，还需给我们的产妇另外推荐一些适合她们产后康复及喂养小宝宝所需的食物。

推荐食物

红糖　饮用红糖水会使产妇全身温暖。红糖中铁的含量较高，可以给产妇补血，红糖中含多种矿物质，能够利尿、辅助防治产后尿失禁，促进恶露排出。红糖还有生乳、止痛的效果。

小米　小米含丰富的维生素 B_1 和维生素 B_2，能够帮助产妇恢复体力，刺激胃肠蠕动，增进食欲。

莲藕　莲藕中含有大量的淀粉、维生素和矿物质，营养丰富，清淡爽口，是祛瘀生津的最佳蔬菜，能够健脾益胃、润燥

营养师提醒

吃莲藕的时机

莲藕性寒，产妇应在生产1~2周后再食用为宜。

养阴、行血化瘀、清热生乳。产妇多吃莲藕，能及早清除腹内积存的瘀血，增进食欲，帮助消化，促使乳汁分泌，有助于对新生儿的喂养。

剖宫产后别吃产气食物

- 剖宫产术后不能食用牛奶、豆浆、大量蔗糖等产气食品，以免影响伤口恢复。

黄豆芽　黄豆芽中含有大量蛋白质、维生素C、纤维素等，蛋白质是生长组织细胞的主要原料，能修复生孩子时损伤的组织，维生素C能增加血管壁的弹性和韧性，防止产后出血，纤维素能润肠通便，预防产妇发生便秘。

黄花菜　黄花菜含有蛋白质及磷、铁、维生素 A、维生素 C 等，营养丰富，味道鲜美，尤其适合做汤用。中医书籍记载，它有消肿、利尿、解热、止痛、补血、健脑的作用，多吃黄花菜还可消除产褥期腹部疼痛、小便不利、面色苍白、睡眠不安的症状。

秘密37　儿童怎么吃，能满足其体格和智力发育

儿童大多活泼好动，对外界刺激反应性强，但适应能力差，抵抗力弱，因而容易受外界不良因素的影响；他们的肌肉较成年人柔软，含水分多，但蛋白质、脂肪、糖及无机物少，儿童越小，越易疲劳，不过恢复也较快；儿童血液内中性白细胞比例较低，而且发育不成熟，使得儿童易患传染病。

营养处方

1.儿童的膳食要营养齐全，搭配合理。不同种类的食物轮流食用，膳食尽量多样化。

2.常吃乳类及鱼、肉、禽、蛋、豆类食品。这些食物可以为儿童提供丰富的优质蛋白、钙、维生素D、维生素B2、维生素A及大多数微量元素。

3.常吃蔬菜、水果。蔬菜、水果是维生素C、β-胡萝卜素的主要来源。也是维生素B2、无机盐（钙、钾、钠、镁等）和膳食纤维的重要来源。

4.常吃粮谷类及薯类食品。谷类食物是碳水化合物和某些B族维生素的重要来源，也是蛋白质及其他营养素的重要来源。

5.每周宜给儿童吃一次肝、一次海带或紫菜组成的菜肴，以便给儿童提供较多的铁、碘和维生素A等，肝的摄入量以每周50克为宜。

6.饮食上也要有所限制，以下几种食物不宜多吃：蜂蜜、浓茶、咸鱼、橘子、果冻、可乐饮料等。

推荐食物

菠菜　菠菜含有对大脑记忆功能有益的维生素B1、维生素B2。缺乏维生素B1会导致神经炎、神经传导受阻，出现健忘和不安等症状，此外，菠菜中还含有叶绿素和钙、铁、磷等矿物质，也具有健脑益智作用，但是吃太多的菠菜会干扰锌和钙的吸收，所以不宜用来补铁、补血，儿童尤其不能多吃。

坚果　坚果中所含的优质脂肪和丰富的维生素对儿童的大脑发育和视力发育都

> **营养师提醒**
>
> **菠菜、海带食用须知**
>
> - 菠菜里含的草酸会干扰钙、锌等矿物质的吸收，所以应该先在沸水中焯烫一下，去掉大部分草酸后再食用，吸收效果好。
> - 海带性寒，脾胃虚寒的儿童不宜多食。

非常好。比如，核桃富含磷脂，它能补脑、健脑，促进大脑皮质的发育；瓜子富含不饱和脂肪酸及胡萝卜素、锌，还有健胃功效；松子含丰富的维生素A、维生素 E 及人体必需的脂肪酸。

鸡蛋　鸡蛋营养价值高，而且又易于消化，很适合儿童的脾胃特点。

海带　海带含有丰富的人体必需的矿物质，如磷、镁、钠、钾、钙、碘、铁、硅、锰、锌、钴、钼等，有些是陆生蔬菜所没有的物质，而且它还含有丰富的牛磺酸，对保护儿童视力和促进儿童大脑发育有重要的作用。

秘密38　老人饮食注意七点，可以预防疾病、延年益寿

据调查，老年人肥胖率为 17.2%，这主要是由于老年人基础代谢率偏低，加之活动量减少造成的。所以，老年人随着年龄的增长，即便饮食摄取的热量并没有改变，肥胖的发生率也会增高。而且，人到老年后，因为体内代谢过程以分解代谢为主，还需要及时补充这些消耗的物质，尤其是组织蛋白的消耗使得老年人营养缺乏的比例更高，其他的还包括缺钙、贫血、维生素 B_6 不足等。老年人的营养问题是引发慢性疾病的重要因素之一。为了健康，老年人需要做好自我营养保健。

营养处方

∵ 摄取优质蛋白质

老年人每天需要摄入蛋白质，不过肉类的摄取必须限量，不妨把大豆、豆浆、豆腐、鱼、牛乳等高生物价值的蛋白质作为摄取蛋白质的主要来源。素食的老年人还可以增加些坚果类 (花生、核桃、杏仁、腰果等) 食物来获取优质蛋白质。

❖ 补充 B 族维生素

研究显示，B 族维生素和老年人罹患的心血管疾病、肾脏病、白内障、脑部功能退化（认知、记忆力）及精神健康等都有密切的关联。生病、服药或是手术过后，会造成 B 族维生素的大量流失，因此对于患病的老年人来说，需要特别注意补充 B 族维生素。多吃菠菜、猪肉、肝脏、豆类、绿叶蔬菜和奶制品。

❖ 白天多补充水分

由于尿失禁或是夜间频频如厕的困扰，老年人喝水变少，这样使得原本就有便秘症状的人更是雪上加霜。所以老年人不妨在白天多喝白开水，也可泡一些花草茶变换口味，晚餐之后再减少水分的摄取，这样就可以避免夜间如厕，影响睡眠。

❖ 油脂摄取要限量

老年人摄取油脂要以植物油为主，避免肥肉、动物油脂，而且也要少食油炸食物。可将多不饱和脂肪（如玉米油、葵花子油）和单不饱和脂肪（如橄榄油、花生油）轮换着吃，这样能摄取到各种脂肪酸。另外，老年人应尽量少吃甜点糕饼之类高糖的零食。

❖ 少吃多餐

老年人咀嚼及吞咽能力都比较差，进食较慢，往往一餐吃得很少。为了保证每天都能摄取足够的热量及营养，老年人不妨少量多餐，在正餐之间另外准备一些点心，如低脂牛奶泡饼干、低脂牛奶燕麦片等，也可以将切成小块的水果或水果泥拌入其他食物中吃。这样既能避免肥胖，又能保证营养。

❖ 饮食一定要注意温度

老年人的胃肠道黏膜变薄，腺体和小绒毛逐渐萎缩，对食物的刺激十分敏感，如果进食过烫或过冷的食物，会对胃肠道产生刺激，影响消化功能，使本来就退化的生理机能更加脆弱。

❖ 饮食要质地柔软

老年人牙齿不好，应挑选质地较软的蔬菜，像番茄、丝瓜、冬瓜、茄子及叶菜类的嫩叶等，切成小丁块或是刨成细丝后再烹调。吃水果时可选一些质地软的水果，如香蕉、西瓜、水蜜桃、木瓜、芒果等，切成薄片或是以汤匙刮成水果泥慢慢吃。也可榨果汁多加些水稀释后饮用。

营养处方

鸡蛋　鸡蛋是人体蛋白质和叶黄素很好的来源，它可以预防白内障。研究发现，老年人吃鸡蛋还可以预防血栓的形成，可大大降低患心肌梗死和中风的危险。

粳米　碳水化合物对保持人体能量供应非常有益，建议老年人平时注意吃一些粳米、谷物等含有大量碳水化合物的食物。此外，这些食物中含有的膳食纤维能降低胆固醇，减少患心血管疾病、直肠癌、胆结石、糖尿病和肥胖症的概率。老年人的肠胃活动比较缓慢，食用这些食物有利于保持肠功能健康。

营养师提醒

食用鸡蛋小细节

鸡蛋营养丰富，但鸡蛋黄中胆固醇含量较高，很多老年人不敢吃，其实高胆固醇者每日吃半个蛋黄对身体不但无害而且有益。蛋黄中的卵磷脂可以预防老年性痴呆。

牛奶　每天食用含有丰富钙质的牛奶或奶制品对老年人有非常好的作用。最好选用脱脂牛奶，既能满足骨骼对钙的需求，还能预防骨质疏松症。不能喝牛奶的人，可用牛奶和面、做菜等。

菠菜　菠菜含有丰富的铁、维生素 C、维生素 A 及各类抗氧化剂，这有利于预防中风。此外，菠菜也可以预防直肠癌、骨质疏松和关节炎。像鸡蛋一样，菠菜所含的叶黄素同样也对眼睛有益。

香蕉　一根香蕉中含有约 467 毫克的钾，而钾是人体肌肉 (尤其是心肌) 强健有力的保证。此外，钾还有利于降低动脉血压。香蕉还是纤维素的良好来源，它不但能帮助预防心血管疾病的发生，还能辅助调理胃痛。

鸡肉　鸡肉是较为健康的肉类食品，它富含蛋白质并能够预防骨萎缩。鸡肉中还含有丰富的硒和 B 族维生素，它能帮助预防癌症、增强人体能量并有利于增强大脑的活力。

鲑鱼肉　鲑鱼含有丰富的 Ω-3 脂肪酸，能降低体内胆固醇含量，预防血栓和多种癌症。老年人多吃还可以减轻抑郁情绪并预防失忆。它所含的烟碱酸还能帮助预防早老性痴呆。

香料　老年人味觉比较迟钝。为了使食物更有味，又不增加食盐在食物中的投放量，可往食物中放一些调味料和香料。一些新鲜植物的香味很浓，能够提高老年人的味觉和食欲，如香菜、薄荷等。

大蒜　大蒜能帮助预防癌症和心血管疾病，降低中风概率。此外，大蒜还是消炎的一把好手，可以帮助止痛消肿。

秘密39　脑力劳动者怎样消除脑疲劳

脑力劳动者们由于工作性质的关系，精神上经常处于超负荷状态，压力大、活动少、饮食没有规律，导致体质较差、生物钟紊乱，引起内分泌紊乱、抑郁症等问题。

营养处方

∴ 平衡膳食全面摄取营养

饮食要多样，以谷类为主，粗细搭配。食物不同，其所含的营养成分不尽相同，营养再丰富的单一食物也不能供给人体需要的全部营养。所以，平时饮食一定要保证食物的多样化，来满足人体对各种营养素的需要。

❖ 宜吃植物性食物

蔬菜、水果和薯类等植物性食品都富含维生素、矿物质、膳食纤维和其他生物活性物质。这类食物对保护心血管健康、增强抗病能力、预防某些癌症都有重要一定作用。植物性食品所含天然色素的颜色越深，营养价值就越高。

❖ 宜吃奶制品、豆类及其制品

由于脑力劳动者不经常运动，所以更加容易缺钙。奶类含钙量高，是天然钙质和优质蛋白质的重要来源。豆类含丰富的优质蛋白质、不饱和脂肪酸、钙及 B 族维生素，常吃既可改善膳食的营养素供给，又可避免吃肉类过多对健康的不利影响。

❖ 合理食肉

鱼、禽、蛋及瘦肉是优质蛋白质、脂溶性维生素和某些矿物质的重要来源，而且肉类食品中的脂肪对大脑保健非常有好处，但是要少吃才更加合理，特别是少吃肥肉、荤油，能够合理控制脂肪的摄入量。

❖ 宜吃富含维生素 A、维生素 C 的食物

维生素 A 在动物肝脏、乳类、蛋类及胡萝卜、韭菜、海带和木耳中含量比较丰富，而鲜枣、猕猴桃、柑橘、柠檬、柚子、菜花、绿叶蔬菜、辣椒、番茄等食物中则富含维生素 C。

❖ 早中晚餐要分配合适

早餐低脂低糖，预防脑细胞活力受限或者延长消化时间，造成脑部血流量减少、脑细胞缺氧，工作效率降低。午餐多吃蛋白质，高蛋白食物可分解出大量酪氨酸，

及时进食，补充脑力

紧张繁杂的事务，使脑力劳动者在进餐时只能简单地吃上几口，营养无法满足机体代谢的需要，最好每隔2小时就少量进食，1杯脱脂奶或营养麦片、几片面包或饼干也会有很大帮助。

进入大脑中便转化为使大脑兴奋的多巴胺和去甲肾上腺素等化学物质，因而精力充沛，另外蛋白中的乙酰胆碱能够增强记忆力。晚餐高糖低蛋白，晚间无需多用脑力，所以高碳水化合物食品释放出来的小分子糖类可以发挥镇静作用，以保持心态安宁，为安睡打下基础。

推荐食物

谷类 谷类富含人体必需的碳水化合物、蛋白质、膳食纤维及 B 族维生素等，不仅是人体能量的主要来源，更是脑力劳动者健脑的重要食物来源。

黑芝麻 芝麻中含卵磷脂，在日常饮食中补充卵磷脂，有助增强专注力和记忆力。

动物的脑和禽蛋，豆类 猪脑、羊脑、鸡脑等，富含脑磷脂，而鸡蛋黄、鸭蛋黄、鹌鹑蛋黄、大豆及其制品中则富含卵磷脂，脑磷脂和卵磷脂是大脑保健的佳选。

其他 植物油、葵花子、南瓜子、花生、西瓜子、核桃、鱼、虾中富含不饱和脂肪酸，可以减少体内氧化物质的积累，减缓大脑的衰老。

营养师提醒

注意控制干果用量

干果类以每天食用25克为宜，因干果含脂肪量较高，过多食用会造成肥胖、消化不良。

秘密40 体力劳动者，补足能量消耗最重要

体力劳动者以筋骨肌肉活动为主，其特征是消耗能量多，体内物质代谢旺盛。不同工种的劳动者在进行生产劳动时，身体需保持一定体位，采取某个固定姿势或重复单一的动作，局部筋骨肌肉长时间地处于紧张状态，负担沉重，久而久之极易引起劳损。另外，有些体力劳动者还可能接触一些有害物质，如化学毒物、有害粉尘及高温、高湿等，饮食调节可帮助恢复体能和减少劳动伤害，还能减轻有害物质对体力劳动者的伤害。

营养处方

❖ 加大饭量来获得较高的热量

主食可以粗细粮搭配、花样翻新，以增进食欲，满足机体对热量的需求。如水饺、包子、糖炸糕、肉卷等，多吃一些热量高的食物。

❖ 适当增加蛋白质摄入

除了满足人的身体需要外，还能增强机体的抵抗力。如从事汞作业的人多吃含蛋白质的食物，能使体内含巯基酶免受汞的毒害。每天多吃些豆腐或豆制品，最好每天吃一两个鸡蛋，再适当吃些肉类、鱼类、牛奶、豆浆等。

❖ 供给充足的维生素和无机盐

能满足人体的需要，还可保证体力劳动者经常出汗的身体需求，尤其是在夏天从事高温作业的人往往大汗淋漓，体内维生素 C、B 族维生素以及氯和钠等容易缺

乏，造成营养素比例失调。建议多吃些新鲜蔬菜和水果以及咸蛋、咸菜、盐汽水。

∵ 加强水分的补充

在夏季炎热环境下劳动时，应注意水的补充。饮水时应少量多次，这样既可使出汗速度减慢，又可防止冲淡胃液而影响食欲。

∵ 按时就餐

避免在过饱或饥饿状态下劳动，避免在天冷时吃凉饭菜，以防胃病的发生。

秘密41　熬夜者，怎样消除疲劳、提高免疫力

熬夜会对人身体造成多种损害。首先，熬夜者会经常感到疲劳，免疫力下降。其次，感冒、胃肠感染、过敏等自主神经失调症状都会随之而来。还有，长期熬夜者会慢慢地出现失眠、健忘、易怒、焦虑不安等神经、精神症状。另外，作息紊乱的人不仅脾气会变坏，得心脏病的概率也较高。针对这类特殊的人群我们提出了相应的饮食保健方法。

营养处方

∵ 补充 B 族维生素和维生素 C

熬夜族对 B 族维生素、维生素 C 等的需求量会增加，若摄入不足，会增加疲劳的感觉，出现精神不振、抵抗力下降、注意力不集中、反应迟钝及头晕、头痛等问题。时间长了，还会出现神经衰弱、失眠等问题。同时，呼吸系统疾病、消

化系统疾病也都会找上门来。可以适当多吃些新鲜水果、蔬菜和奶制品。

❖ 补充能量

熬夜使身体大量消耗能量，应及时补充相关的营养。晚餐除了谷类的主食外，可吃水果、蔬菜及富含蛋白质的食品，如肉、蛋等，来补充体力消耗，但切忌猛吃大鱼大肉。

❖ 宜吃偏凉性的食物

如瓜类、苹果、小米、薏苡仁等。此外，晚餐应少吃辛辣的食物，同时少饮酒，可以多饮用些鲜果汁或豆浆等。

❖ 适量补充维生素 A

维生素 A 可通过调节视网膜感光物质的合成，提高熬夜者对昏暗光线的适应力，缓解视觉疲劳。维生素 A 含量较多的食物主要有各种动物肝脏、鱼肝油、奶、蛋、胡萝卜、苋菜、菠菜、韭菜、青椒、白薯、橘、杏、柿和红枣等。

❖ 少吃纯糖和含脂肪高的食物

熬夜者应少吃纯糖和含脂肪高的食物，还要少盐，减轻心脏负担。

❖ 忌喝咖啡来刺激神经的兴奋

一时精神过后很快会使大脑处于抑制状态。

推荐食物

黄瓜 含丰富的维生素 E，有抗氧化的作用；黄瓜中的黄瓜酶，有很强的生物活性，能有效地促进机体的新陈代谢，帮助夜间的身体排除毒素。

熬夜族养护技巧

- 熬夜时如感到精力不足或者欲睡，就应做一会儿体操，打打太极拳或到户外活动一下。
- 消除思想负担。常熬夜者不要过于忧虑和恐惧，应树立信心，在夜晚工作中保持愉快的心情和高昂的情绪。
- 熬夜之后，第二天中午时千万记得打个小盹。
- 注意保暖，熬夜时要吃温热的东西，不要使胃部受寒。

瓜子 瓜子的香味刺激了舌头上的"味蕾"，使得唾液、胃液等消化液分泌旺盛，利于消食化滞。

鲜果汁 新鲜果汁中含有丰富的维生素C，补充体能还能美容。

绿茶 可以提神，又可以消除体内多余的自由基，让你神清气爽。

枸杞 熬夜时用枸杞泡水喝更适合肠胃不好的人，还可以解压和明目。

蜂蜜 熬夜的人，冲服蜂蜜水可使其精力充沛，身体轻快。

葡萄 葡萄是非常提神的水果，吃了可以使人在夜晚精神好。

营养师提醒

什么是亚健康

绿茶可以提神，但不宜喝太浓的绿茶，否则会影响睡眠功能。

秘密42 电脑族，怎样防疲劳防辐射

电脑族每天至少 8 小时与电脑为伍，经常熬夜，饱受辐射的侵害，而且由于太忙还常用"垃圾食物"充饥。这些使得电脑族大多有眼睛疲劳、腰酸背痛等毛病。电脑族必须正视自己的生活习惯，注意保健，并对饮食进行适当的调整，以便及时补充营养。

营养处方

∴ 注意膳食健脑

脂肪是健脑的首要物质，其中的磷脂酰胆碱有一定的补脑作用，能使人精力充沛，工作和学习的持久性增强。可以多吃坚果、芝麻、自然状态下饲养的动物性食品等。蛋白质是智力活动的物质基础，是控制脑细胞的兴奋与抑制过程的主要物质。大脑细胞在代谢过程中需要大量蛋白质来补充、更新，增加优质蛋白质的摄入可选择瘦肉、鸡蛋、鱼类等。糖类在体内分解为葡萄糖后，即成为大脑的重要能源。代表性食物有杂粮、糙米、红糖、糕点等。

∴ 注意膳食护眼

维生素 A 和 β - 胡萝卜素有助于补肝明目，缓解眼睛疲劳。维生素 A 主要存在于各种动物的肝脏、鱼肝油、蛋黄中。β - 胡萝卜素主要存在于胡萝卜、番茄、菠菜、韭菜、杏、红薯等黄绿色果蔬中。维生素 C 对眼睛也十分有益。人眼中维生素 C 的含量比血液中高出数倍。人体内维生素 C 含量下降，会导致晶状体营养不良，甚至引起晶状体变性。所以要多吃维生素 C 含量丰富的蔬菜、水果。

∴ 注意膳食补钙

钙是人体生命活动的调节剂，在维持人体循环、呼吸、神经、内分泌、消化、血液、肌肉、骨骼、泌尿、免疫等各系统正常生理功能中起着重要的调节作用。人体几乎所有系统的功能都与钙有关，钙代谢平衡对于维持生命和健康起着至关重要的作用。因此，电脑族应多吃牛奶、海米、黑芝麻、黄豆、紫菜等高钙食品。

∴ 电脑族三餐的合理分配

早餐应吃好，营养充分，以保证旺盛的精力，并有足够的热量。中餐应多吃含蛋白质高的食物，如猪瘦肉、牛肉、羊肉、鸡鸭、动物内脏、鱼、豆类及豆制品。晚餐宜清淡，吃含维生素高的食物，如各种新鲜蔬菜、水果。

推荐食物

绿茶　茶叶能防辐射损害。茶叶中的脂多糖，可改善机体造血功能，并可增强机体非特异性免疫力。

海带　含有一种被称为海带胶质的物质，可促使侵入人体的放射性物质从肠道

营养师提醒

哪些人不宜食用海带

海带味咸性寒，脾胃虚寒者、孕妇、腹泻者不宜食用。

排出，可谓放射性物质的"克星"。

猪血 含有丰富的血浆蛋白，血浆蛋白经消化酶分解后，可与进入人体的粉尘、有害金属微粒发生反应，变成难以溶解的新物质沉淀下来，然后排出体外。

绿豆 民间素有"绿豆汤解百毒"之说。现代医学研究证实，绿豆含有帮助排泄体内毒物、加速新陈代谢的物质，可有效抵抗各种形式的污染。

绿色蔬菜 蔬菜中的活性成分可溶解沉淀于细胞内的毒素，使之随尿液排泄掉。所以新鲜蔬菜被称为体内的"清洁剂"。

黑木耳 可以帮助机体排出纤维素物质，使有害纤维在体内难以停留。

秘密43 学生族，怎样补足能量，集中注意力

学生的主要任务是学习，学习是繁重的脑力劳动。大脑在高度活跃之中，不断消耗体内的能量。若不能及时得到热量补充，便会产生饥饿感，大脑的兴奋性也会随之减低。表现为注意力不集中，反应迟缓。同时血糖过低，在课外活动时还会出现低血糖休克。所以，需要针对学生的特点来研究相应的饮食营养。

营养处方

❖ 重视早餐

上午学习任务繁重，活动量大。所以，必须从早饭中获得足够的热量和营养

素，以满足身体需要。应该以面食或其他谷类食品为主，再辅以一定的蛋白质食品，干稀搭配，主副食兼顾，以求营养平衡。

❖ 合理补充矿物质和维生素

每餐都要选择多种多样的食物，这样摄入的营养就比较均衡和全面。还要重视食物的新鲜与卫生，防止病从口入。多吃各种时令蔬菜和水果，肉、蛋、奶也是每天必不可少的。

❖ 少吃零食，不挑食，不偏食

零食提供的营养素远不如正餐食物均衡和全面，另外糖的含量却明显高于正餐，经常吃零食可能引起龋齿、营养素摄入不足等问题，所以要少吃零食。另外，只有不偏食、不挑食，才能保证营养全面。

❖ 避免经常吃精加工的食物

米面越白，维生素损失就越多。粮食过分加工，可使其中所含的维生素损失达90%，减少了营养素的摄入。

❖ 少吃快餐

快餐的营养并不全面，加之制作以烤、炸为主，因此快餐中含的能量和脂肪多，而其他营养素如维生素、矿物质和膳食纤维等却很低。经常吃快餐，能量的摄入会超过身体的需要，多余的能量会转化为脂肪在人体内储存起来，从而引起肥胖，所以习惯吃快餐的学生要适可而止。

推荐食物

鸡蛋　鸡蛋中含有丰富的DHA和卵磷脂等，对神经系统和身体发育有很大的作用，能健脑益智，改善学生的记忆力。

苹果　苹果可以强化学生的骨骼，苹果中含有能增强骨质的矿物元素硼与锰，能够有效预防钙质流失。另外，苹果含有丰富的糖类、蛋白质、脂肪、维生素C、果胶、单宁酸、有机酸，及钙、磷、铁、钾等矿物质，可作为学生日常食用的水果。

牛奶　牛奶中含有多种蛋白质，所含的20多种氨基酸中有人体必需的8种氨基酸，而且奶蛋白质是全价的蛋白质，它的消化率高达98%，适宜学生的营养补充。

坚果类　如核桃、榛子、松子，因含有微量元素铜、锌等，又有较多的不饱和脂肪酸，能够激活大脑的神经反射活动，补充大脑营养，强健大脑系统，缓解由于长期脑力活动带来的疲劳。

秘密44　驾车族，怎样吃出敏捷的反应能力

开车时思想要高度集中，精力要充沛，反应要敏捷，判断要准确……因为稍不注意，就会给安全开车埋下隐患。驾车族坐着开车，看似很舒适，事实上并不轻松。有关调查显示，饮食与行车安全关系极大。可见，合理调整饮食对安全驾车非常重要。

营养处方

✥ 饮食多样化

长期偏食不仅会引起驾驶疲劳，还会对驾驶员的情绪有所影响。因此，应保持饮食的平衡，做到食物多样化。

✥ 经常补充蛋白质

常吃蛋类、豆类、鱼类等含丰富蛋白质的食物，可防止由于长期处于噪声环

境和振动的发动机旁，造成神经、内分泌和消化系统功能紊乱引起的神经衰弱症和心血管疾病。

❖ 宜补充维生素 A

富含维生素 A 的食物有胡萝卜、番茄、橘子等，能维持驾车必需的好视力。

❖ 宜吃健脑食品

如虾、鱼、核桃、牛奶、瘦肉、莲子、芝麻、桂圆、骨头汤、动物脑等，以起到健脑的作用，并提高神经系统的灵敏性。

❖ 勿食某些催眠食品

驾车族必须具有敏锐的神经系统，因此出车前应避免食用具有催眠作用的食物，如牛奶、面包、莴笋、大枣等。

推荐食物

鱼肉 能够提供优质蛋白质，是抗疲劳的营养素，也是健脑的必需之选，帮助提高人脑的反应速度。

苹果 苹果中含有丰富的糖类、有机酸及多种维生素，能够较快地缓减疲劳，增强机体的耐力，特别是含水分多的苹果更好。

橙子 吃橙子可以帮助经常吸入废气的司机排除体内的毒素。

这两种状态不要驾车

- 不要在饥饿状态驾车。人体内血糖降低到一定程度后就会头晕眼花、疲劳乏力、注意力不集中，直接影响反应能力，成为交通意外的隐患。

- 饱餐不驾车。饱食后，体内血液较多地供给肠胃以消化食物，大脑和四肢的供血量相对减少。脑细胞活力下降，神经系统受到抑制，这时驾车很不安全，同时还易引发肠胃疾病。

秘密45 瘦身族，科学减肥可以不减健康

目前很多女性朋友热衷于瘦身。但是瘦身方法不当往往不但不能瘦下来，还会引来一系列的身体不适，比如便秘、低血糖、皮肤粗糙、经血变少和黑眼圈，这些都是内分泌失调造成的。瘦身还是需要配合适当的饮食习惯来辅助实现，这样才能达到真正的健康瘦身。

营养处方

❖ 每餐限定为一道过油菜

如果主菜是过油的菜，副菜就不要选择加入调味酱的蔬菜沙拉，而改以凉拌青菜，这样能避免摄食过量的油脂。

❖ 保证优质蛋白质的摄取

含优质蛋白质的代表食品有鱼类、肉类、豆类及豆制品、乳制品等。因为蛋白质除了参与制造肌肉及血液外，也是合成激素不可或缺的营养素。女性一天所必需的蛋白质约为 60 克。

❖ 宜吃食用菌

木耳及香菇等食用菌富含铁、维生素和各种磷脂，有促进消化和降血脂的作用。

❖ 宜吃富含纤维素、果胶及维生素 C 的新鲜蔬菜、水果和海藻

减肥的小妙招

- 改变烹调方法。油炸食物或用油拌炒的食物是肥胖的元凶，用相同的原料，使用蒸、煮、烤等烹调方法较为合适。
- 喝白开水或者茶。酒精或甜饮料是减肥最大的"敌人"，而白开水和茶则是最好的"伙伴"。

诸如芹菜、甘蓝、青椒、山楂、鲜枣、柑橘、紫菜及螺旋藻等，均具有良好的降脂瘦身作用。

∴ 慎用高热量、高胆固醇食物

慎食纯糖、糖果、巧克力、甜饮料、甜点、冰淇淋，少吃松子、花生、蜂蜜、肥肉、黄油、动物内脏、鱼子、动物脑、动物脂肪。

推荐食物

葡萄汁与葡萄酒 其中含有白黎芦醇，是降低胆固醇的天然物质，是减脂瘦身人群较好的饮品之一。

苹果 富含果胶、纤维素和维生素 C，有非常好的降脂作用。苹果可以降低人体血液中的低密度脂蛋白胆固醇，而使对心血管有益的高密度脂蛋白胆固醇水平升高。

营养师提醒

控制好葡萄酒的量

适量饮用葡萄酒可以活血、养颜，但饮用过多会加重心脏负担，每次以不超过50克为宜。

大蒜 大蒜中含有硫，所形成的硫基化合物可以减少血液中的胆固醇，预防血栓形成，有助于增加高密度脂蛋白胆固醇浓度，对减肥有利。

韭菜 韭菜中除含有钙、磷、铁、维生素 A、维生素 C 外，还含有胡萝卜素和大量纤维素，能增强胃肠蠕动，有很好的通便作用，能帮助排除肠道中多余的脂肪。

冬瓜 冬瓜中含有蛋白质和多种 B 族维生素，能去除身体内多余的脂肪和水分，起到减肥的作用。

酸奶 酸奶既含有牛奶中的营养成分，又含有助消化作用的乳酸菌，降脂减肥作用更胜一筹。

秘密46　嗜烟者，维生素可降低吸烟危害

医学研究表明，吸烟对人体造成急性和长期两种危害。急性危害（也称即刻危害）包括缺氧、气喘、心跳加快、阳痿；长期危害（也称累积危害）包括突发疾病和死亡。生活在吸烟家庭中的孩子更容易患哮喘、中耳炎和厌食等。肺癌病人中，吸烟者占90%以上，吸烟者患癌的死亡率比不吸烟者高10～30倍；吸烟者冠心病的发病率比不吸烟者高3～5倍，喉癌的发病率高6～10倍；吸烟妇女患子宫癌的危险性比不吸烟的女性高50%；一个从不吸烟的女性嫁给吸烟的男子，肺癌的发生率比不吸烟的女性高2.4倍。

营养处方

❖ 多食用含硒丰富的食物

研究表明，吸烟会导致人体血液中的硒元素含量偏低，而硒是防癌所不可缺少的一种微量元素。因此，吸烟者宜常补充含硒丰富的食物，如动物肝、海藻、虾、豆类、蘑菇、小米、银耳、大蒜、黄花菜、芝麻、谷物、小麦、玉米等。

❖ 补充维生素

抽烟会使你身体中所储备的抗氧化物、维生素快速消耗，而身体中的氧化物质又随之增加，如果不能及时补充就会造成过氧化作用。因此，吸烟的人特别需要补充抗氧化维生素，如 β - 胡萝卜素、维生素C、维生素E等，尤其是维生素C，它是一种水溶性维生素，也被称为"抗坏血酸"，能够有效地避免过氧化作用，同时减少吸烟者的吸烟冲动。在日常生活中为了补充这些维生素，应该多吃

新鲜的蔬菜和水果，其中胡萝卜和小黄瓜富含抗氧化维生素。

❖ 经常喝茶

烟雾中的一些化合物可以导致动脉内膜增厚，胃酸分泌量显著减少及血糖增高等。茶叶中含有茶多酚、咖啡因、维生素C等多种成分，能够对这些物质起到分解的作用，又可利用茶叶的利尿作用，减少毒物在体内的停留时间。

❖ 吃降低胆固醇的食物

因为吸烟可使血管中的胆固醇及脂肪沉积量加大，大脑供血量减少，易致脑萎缩，加速大脑老化等。所以，最好少吃含脂肪酸的肥肉，而相应增加一些能够降低或抑制胆固醇合成的食物，如牛肉、鱼类、豆制品及一些高纤维性食物（如水果和蔬菜等）。

❖ 多吃含抗氧化营养素的食物

当人的体液中含有足够的抗氧化物质时，可减少吸烟者对尼古丁的吸收。吸烟者可以多吃水果、蔬菜、大豆等食物，以降低尼古丁的吸收率。同时，这些食物还可刺激胃液分泌，增加肠胃蠕动，避免在吸烟者中较为常见的消化不良、腹胀及高脂血症等的发生。

减少吸烟伤害的妙招

- 多喝水。这有助于迅速排出毒素，刺激肾脏工作。
- 烟抽到一半就掐灭。越抽到尾部，香烟味越浓，也越有害。
- 抽过滤嘴香烟。过滤嘴可吸收香烟中30%以上的尼古丁。

营养师提醒

苦杏仁不宜食用

若苦杏仁发苦，不宜食用。因苦杏仁含有的苦杏仁苷可以分解出很强的毒性物质，若食用较多会对呼吸中枢有抑制作用，必须先在水中浸泡，并经加热煮沸再食用。

推荐食物

蜜枣 蜜枣益气生津，润肺。常用于辅助治疗肺燥咳嗽。

绿茶 绿茶中所含的一些物质能够清除体内的尼古丁。

大白菜 具有清肺利咽、清热解毒的功效。

枇杷 对于因经常吸烟所造成的呼吸道黏膜损伤具有修复作用。

杏仁 可使吸烟者的肺癌发病率大大降低。

水芹 有清热解毒、润肺、健脾和胃、止血等多种功效。

秘密47 嗜酒者，补充 B 族维生素可帮助酒精代谢

好酒者，偶尔喝一点，不会对身体构成威胁，但是，每天都要喝不少酒的人，则容易引起脂肪肝，久而久之，最易导致肝硬化。所以，嗜酒者不要忽视饮食上的调养。

营养处方

❖ 补充 B 族维生素

摄取可以促进酒精代谢的维生素 B_1 以及能消除脂肪肝的维生素 B_2，可多吃些肝脏、蛋黄、肉类、花生、牛奶等食物。

❖ 补充维生素 C

因为饮酒时体内危害身体的酮体物质会增加，维生素 C 不但可以减少酮体物质，而且还可以**分解进入人体的酒精**，避免身体遭受酒精的伤害。嗜酒者平日常补充维生素 C，可以预防因饮酒而引起的肝硬化。比如猕猴桃、鲜枣、草莓、枇杷、橙、橘、柿子中就富含维生素 C。

❖ 补充 β - 胡萝卜素

它可以为饮酒者提供一些防癌的保护作用，所以饮食中应增加些富含 β - 胡萝卜素的食物，如火腿、猪肉、葵花子、花生、玉米等食物；新鲜的蔬菜和水果中也含有大量 β - 胡萝卜素，如西兰花、胡萝卜、芒果、野菜。

❖ 补充钙质及抗氧化食物

由于酒精会造成钙质的流失，所以每天早餐或睡前，其而饮酒前可以喝一些酸奶，除补充钙质外，也让胃肠道的细菌平衡一下。长期饮酒，身体很容易受到自由基的攻击，因而产生许多疾病，所以一些抗氧化的食物可以多吃一些，例如番茄、胡萝卜、柑橘等水果及深绿色蔬菜。

推荐食物

蜂王浆　蜂王浆有促进肝脏细胞增殖等护肝作用，是嗜酒者的护肝良选。

绿叶蔬菜　其中的抗氧化剂和维生素可保护肝脏。

红枣　红枣不仅营养非常丰富，还能保护肝脏。

营养师提醒

不要贪吃花生

花生所含脂肪较高，每次食用以不超过25克为宜。

花生　预防脂肪肝，防止宿醉，预防肿瘤类疾病和心脑血管疾病，增强记忆，延缓脑功能衰退。

鱿鱼　含丰富的牛磺酸，能够预防糖尿病，并增强肝脏的解毒作用，预防由酒精引起的肝脏功能损害，很适合作为下酒菜。

萝卜　含具有很强解毒作用的氧化酶，能诱导人体产生干扰素，增强机体免疫力，解酒毒。

6 第六章

对症调理的营养秘密

秘密48　糖尿病，挑低 GI 食物来吃

随着生活水平的提高，很多人的饮食结构以高热量、高脂肪为主。而热量摄入过多超过消耗量，则造成体内脂肪堆积引发肥胖，导致糖代谢紊乱，胰岛 β 细胞功能受损，引发糖尿病。此外，环境因素、遗传因素等也是导致糖尿病的重要原因。科学的饮食是糖尿病治疗的基础，任何年龄的糖尿病患者，不论何种类型，都需要控制饮食，并要终身进行。通过科学的调配饮食结构可以使病情得到满意控制。

养生要点

1.低热量饮食，减轻胰岛的负担。控制全天热量，根据中国营养学会设计的"平衡膳食宝塔"安排日常膳食。

2.低 GI 饮食，有助于调控血糖水平。碳水化合物对血糖的影响最大，但不是所有的碳水化合物都一样。糖尿病患者都想知道哪一种碳水化合物会导致血糖飙升，哪一种不会，一个办法是去查食物血糖生成指数（GI）。以 100 为最高值，每种食物都有一个指数，数值低的通常不会导致血糖激增。所以，我们要挑选升糖指数低的食物。

3.不吃肥禽、肥肉及脂肪含量高的食物。少吃蛋黄、动物的皮和肝脏等高胆固醇食物。

4.蛋白质的来源应以牛奶、瘦肉、鸡蛋（蛋清）等优质的动物蛋白为主，应占全天蛋白质摄入总量的一半左右。

5.多摄入富含膳食纤维的食物，比如海带、紫菜等，每天蔬菜的摄入量应不少于 500 克。膳食纤维不被小肠消化吸收，但能带来饱腹感，有助于减少食量，

并能延缓糖和脂肪的吸收。

6. 糖尿病患者在吃以下两种副食时，需要减少主食的量。一种是含糖量过高的副食，如土豆、山药、芋头、蚕豆、豌豆、慈菇、菱角等，**含糖量在 15% 以上**，这些食物不宜吃得太多，否则会直接影响血糖，使餐后血糖升高。另一种是脂肪含量过高的食品，如芝麻酱、蛋黄以及花生、瓜子、榛子、松子仁等，摄入过多对控制血糖很不利。所以，糖尿病患者特别是超重或肥胖的糖尿病患者，在进食以上两类副食时应将所含热量计入全天总热量之中，并减少主食的量。

推荐食物

玉米　玉米富含膳食纤维，具有调节血糖、血脂及改善葡萄糖耐量的功效；所含的镁，能强化胰岛素功能。

燕麦　燕麦中丰富的可溶性膳食纤维可阻止小肠对淀粉的吸收，使餐后血糖上升趋于缓和，起到控制血糖和预防糖尿病的功效。

西蓝花　含有一定量的微量元素铬，能帮助糖尿病患者提高胰岛素的敏感性，减少胰岛素的需要量。

冬瓜　含有丙醇二酸和葫芦巴碱，能有效抑制体内的糖类转化为脂肪，对于 2 型糖尿病肥胖者十分有益。

苦瓜　苦瓜皂苷有控血糖的作用，不仅可以减轻人体胰岛的负担，而且有利于胰岛 β 细胞功能的恢复。

紫茄子　茄子皮中含有丰富的芦丁，对微血管有保护作用，可增加微血管弹性，预防糖尿病引起的视网膜出血。

牛肉　含有一定量的铬，适当食用，能帮助调节血糖，改善糖尿病症状。

木耳　所含的木耳多糖和膳食纤维能够修复受损的胰岛细胞，改善胰岛的分泌功能，有助于平稳血糖。

糖尿病患者的其他疗法

1. 能控糖的运动　散步不但可减轻胰岛 β 细胞的过度负担，利于病情的控制，还能预防骨质疏松。游泳是一项全身运动，几乎所有的肌肉群和内脏器官都要积极参与活动，能增强各器官和系统的功能，使身体得到全面的锻炼，能改善胰岛素抵抗，提高胰岛素作用。踢毽子不但要跳，上肢、颈部也要随之运动，同时也能充分活动到腰部，对于调节全身血液流量，加速血脂、血糖的代谢，都有相当重要的作用，从而使降血糖的作用比较明显。

2. 能控糖的中药茶饮　玉米须茶、罗汉果茶、荷叶茶、莲子心茶、金银花茶等。将泡茶的材料放入杯中，冲入沸水浸泡 3 ~ 5 分钟就行了。

3. 能控糖的按摩调养法　按揉关元穴（脐下 3 寸处），取站姿，双手相叠，放在关元穴上，先顺时针再逆时针各按揉 20 ~ 40 次，适用于有尿频、尿淋浊症状的糖尿病患者。按揉神门穴（腕横纹尺侧端），用两手的拇指指腹分别按揉双上肢两侧的神门穴各 50 ~ 100 次，调节体内的脂肪代谢，调节糖尿病合并肥胖者的内分泌。

秘密49　高血压，限盐并注意隐形盐

高血压患者死亡率占全国第一，已成为我国居民生命的第一杀手。高血压真有那么可怕吗？事实上，科学合理地控制日常饮食，通过膳食调节控制血压，对高血压病的调理具有积极意义，除此之外还能大大降低脑血管意外和冠心病的死亡率。

养生要点

1. 控制热能，限制脂类，适量摄取蛋白质。保持理想体重是防治高血压的重要措施之一。肥胖者或有肥胖倾向的高血压患者，更要控制热能摄入，少吃甜食、油炸食品等高热能食品。

2.动物性脂肪宜少于植物性脂肪。宜选用高不饱和脂肪酸、低胆固醇的食物，如蔬菜、水果、全谷食物以及深海鱼类、禽肉、瘦肉及低脂乳等。高血压、高脂血症、冠心病患者，应少吃动物内脏、蛋黄、虾、蟹等高胆固醇的食品。值得注意的是，反式脂肪酸不仅不能为身体利用，还会阻止身体使用自然状态的多不饱和脂肪酸。反式脂肪酸包括人造黄油、油炸及烧烤脂肪，这类食物摄入过多对血脂血压控制无益。

3.补充适量优质蛋白，控制含高脂的肉类。低脂的动物蛋白质如低脂的肉、鱼、禽等，能有效地改善一些危险因素，蛋白质代谢过程中产生的含氮物质可引起血压波动，过多地摄入蛋白质还将增加肾脏负担，对高血压患者不利。

4.少吃盐，多吃菜。凡有轻度高血压或有高血压病家族史的人，应减少盐摄入量，最好控制在每日 5 克以下。对血压较高或合并心衰者，摄盐量应严格限制，每日用盐量以 1~2 克为宜。尽量不吃咸鱼、咸蟹、酱菜等盐腌食品。控制钠的同时还应注意多补充钾，尤其是服用排钾利尿剂的患者。

5.多吃新鲜蔬菜，尤其是深色蔬菜。增加维生素 C 的摄入量。很多蔬菜，如芹菜、黄瓜、豆角、番茄等，富含抗氧化维生素和食物纤维，这对高血压患者和心血管病患者有保护作用。应及时补充其他水溶性维生素，如维生素 B_1、维生素 B_2 和维生素 B_{12}，以防止维生素缺乏。

6.适量补充钾和钙。保证膳食中摄入充足钙量，有利于控制血压。脱脂奶、豆制品等为含钙丰富的食物。深黄色蔬菜水果是钾的最好来源。

7.要戒烟限酒、清爽饮食。吸烟是心脑血管疾病的独立危险因素，过量饮酒也是高血压的另一致病因素。高血压患者，最好不要饮高度白酒，但少量饮用红葡萄酒，对心血管有一定好处。远离浓茶、咖啡、强刺激性的食物、高胆固醇的食物及肥肉。

8.多食有降压和降脂作用的食物。如芹菜、洋葱、胡萝卜、荸荠、黄瓜、香蕉、西瓜等蔬菜和水果。

推荐食物

植物油 如豆油、花生油、玉米油、芝麻油等。

高蛋白食物 如瘦猪肉、瘦鹅肉、酸牛奶、鱼类等动物食品。

新鲜蔬菜和水果 如番茄、芹菜、油菜、小白菜、莴笋叶、橘子、大枣、柠檬等含丰富维生素 C 的食物。

高血压患者的其他疗法

1.增加体力活动 适当的体育锻炼不仅可以增强体质，还能减肥和维持正常体重，以利于调理高血压。常见的锻炼方式有慢跑、快步走、游泳、骑自行车、体操等，每次活动一般以30~60分钟为宜，强度因人而异。

2.高血压病患者应注意劳逸结合 保持心情舒畅，避免情绪有较大波动。

3.必要时采用药物治疗 如果通过3~6个月的非药物治疗，血压控制良好，比较稳定，则可继续维持。如果无效，则应及时就医，改用降压药物治疗，不能因为年轻或暂无明显症状而不用药，延误治疗。

4.要坚持食疗、茶疗、保健 俗话说得好，是药三分毒，再好的药物都有副作用，而好的食疗方法有一定辅助治疗作用。所以，在用药的同时，还应积极应用食疗、茶疗、保健方法，这些方法不仅能发挥治疗作用，还能减少药物的副作用。

秘密50 血脂异常，胆固醇的摄入别超量

高脂血症的致病原因

∴ 中医的认识

中医认为，膏脂虽为人体的营养物质，但体内膏脂过多则埋下高脂血症隐患。因此，凡导致人体摄入过多膏脂以及膏脂转运、利用、排泄失常的因素均可使血脂升高。细数其病因，有以下几点：

饮食失当 饮食不加以节制，摄食过度，或恣食肥腻、甘甜厚味的食物是导致高脂血症的主要原因之一。

喜静少动 有人生性喜静，有人则贪睡少动，运动量不够。

情志刺激 中医认为，思虑伤脾或郁怒伤肝会导致肝胃不和，脾失健运。

体质禀赋 父母肥胖遗传所致，自幼多脂。

疾病的影响 消渴、水肿、胁痛、黄疸等证日久不愈。

∴ 西医的认识

西医认为，高脂血症的病因，基本上可分为原发性和继发性两大类。其病因主要有：

遗传因素 遗传可引起高脂血症，多由于基因缺陷所致。可能发生在细胞水平上，或者脂蛋白及载脂蛋白的分子水平上。

饮食因素 爱吃甜食的人们，如果摄入过多糖类，可影响胰岛素分泌，加速肝脏极低密度脂蛋白的合成，易引起高甘油三酯血症。

养生要点

1. 以谷类食物为主食。推荐吃玉米、燕麦,可与大米、面粉等配合食用。含胆固醇较少的食物,如豆类、淡水鱼、植物油以及含植物纤维素较多的蔬菜、水果等,应鼓励适当多吃。当然,患者还必须严格控制体重,每日从食物中获得的总热量能维持理想的体重即可。

2. 减少脂肪的摄入量。尽量少吃动物性脂肪,因猪油、肥猪肉、黄油、肥羊、肥牛、肥鸭、肥鹅等含有过多的饱和脂肪酸,容易沉积在血管壁上,增加血液的黏稠度,还能够促进胆固醇吸收和肝脏胆固醇的合成,使血清胆固醇水平升高。可以吃海鱼,以保护心血管系统,降低血脂。烹调时,不妨采用植物油,如豆油、玉米油、葵花子油、茶油、芝麻油等,但是还应控制用量,每日烹调油20~25克。

3. 供给充足的蛋白质。选食牛奶、鸡蛋、瘦肉类、去皮禽类、鱼虾类及大豆、豆制品等食品。但应注意,植物蛋白质的摄入量要占总蛋白量的30%~50%。

4. 适当减少碳水化合物的摄入量。糖可转变为甘油三酯,因此要少吃糖和甜食。每餐应控制食量,七八分饱即可。应多吃粗粮,如小米、燕麦、豆类等食品,因为这些食品中含碳水化合物相对少,纤维素相对多,具有降血脂的作用。

5. 多吃富含维生素、无机盐和纤维素的食物。鲜果、蔬菜及豆类中富含维生素C与维生素E,可降低血脂,调整血脂代谢。可选用的降脂食物有酸牛奶、大蒜、绿茶、山楂、绿豆、洋葱、花生、萝卜、玉米、海带、黄豆、蘑菇、木耳、银耳等。平时要注意减少烹调油的摄入量,可以采用蒸、煮、炖、汆、熬的烹调方法。

6. 限饮酒,多饮茶。饮酒可使血脂升高,而茶叶中所含的茶色素可降低血清总胆固醇,预防动脉粥样硬化与血栓形成,绿茶相较于红茶有更好的效果。

推荐食物

大蒜　大蒜可升高血液中的高密度脂蛋白浓度，利于预防动脉硬化。

茄子　茄子在肠道内的分解产物，可与过多的胆固醇结合，使之排出体外，起到降低胆固醇的作用。

香菇和木耳　能降低胆固醇和甘油三酯。据研究，其降胆固醇作用十分明显，类似于降血脂药物氯贝丁酯。

洋葱和海带　洋葱和海带中的碘和镁可使动脉脂质沉着减少。

大豆　研究表明，每天吃豆类，可使血胆固醇降低，与动脉粥样硬化形成有关的低密度脂蛋白降低更为明显。

茶叶　茶能降血脂，调查发现，茶叶产区居民血胆固醇含量和冠心病发病率明显低于其他地区。

鱼类　鱼中含有较多不饱和脂肪酸，能降低血胆固醇。渔民冠心病发病率低于内陆居民，就不足为奇了。

植物油　植物油中含有人体必需的不饱和脂肪酸，能降低血胆固醇，尤以芝麻油、玉米油、花生油、橄榄油等为佳。

其他食物　如山楂、芹菜、冬瓜、燕麦、苹果等，均有不同程度的降血脂作用。

高脂血症食疗饮品

降脂减肥茶　草决明、菊花各 5 克。先将菊花洗净备用，洗净的草决明炒至微膨、散发香味后捣碎，纱布包好，用清水煮沸，煎至微黄色，再倒入菊花同煎几分钟即可。代茶饮，一次饮完后再加入水冲泡，直至无味即可弃之。具有降脂、减肥、清热、平肝作用。

山楂荷叶饮　山楂 15 克，荷叶 12 克，煎水代茶饮。

黑芝麻桑椹糊 黑芝麻、桑椹各 60 克，白糖 5 克，大米 50 克。将黑芝麻、桑椹、大米洗净后捣碎，放入砂锅内加 3 碗清水，煮成糊状后，加入白糖即可食用。每日服 2 次。

豆浆粥 豆浆 500 毫升，粳米 50 克，砂糖或细盐少许，一起放入砂锅内，煮至粥稠，表面有粥油为度。每日早晚餐温热食。

大蒜汁或大蒜油 大蒜榨汁，单味饮服。也可用大蒜油制成胶丸，饭后服用，每次 3 粒，每日 3 次，1 个月为一疗程。

秘密51　脂肪肝，减肥是第一要务

随着人们生活水平的提高和生活方式的转变，脂肪肝已经成为我国发达地区和富裕阶层最常见的肝病。肥胖是脂肪肝出现的最常见原因。减肥是肥胖性脂肪肝的主要疗法，管住嘴、迈开腿是减肥的关键。饮酒是引起脂肪肝的第二大原因，戒酒是治疗酒精性脂肪肝最直接也最有效的方法。

养生要点

1.戒酒或限制饮酒是重中之重。酒能助火动血，长期大量饮酒，尤其是烈性酒，容易导致肝脏对脂肪酸的分解和代谢发生障碍，肝内脂肪酸就容易堆积，很容易导致肝脏疾病的发生。因此，戒酒是必须的。

2.膳食纤维不能少，从粗粮里获取的更好。膳食纤维还能抑制人体吸收多余的脂肪和胆固醇，将血液中的血糖和胆固醇控制在理想水平，减少脂肪肝的发生率。膳食纤维主要来自于植物的细胞壁，燕麦、大麦、荞麦、红薯等粗粮的膳食纤维含量较高。

3. 多吃绿色食物，肝好心情棒。根据中医五行理论，肝属木，而绿色也属木，因此绿色食物可以养肝。适量摄入绿色食物有助肝气循环代谢，消除疲劳，舒缓肝郁，增强肝脏解毒能力和免疫功能。绿色食物中以蔬菜居多，比如芦笋、菠菜、西蓝花、芹菜等。

4. 重视优质蛋白质的摄入。高蛋白饮食能避免体内蛋白质的损耗，有利于肝细胞的修复与再生，防止肝细胞进一步受损害，如果体内蛋白质的供给不足，只会加重病情。在选择蛋白质的时候要以优质蛋白质为主，每天一杯奶（约300克）、一个鸡蛋（约50克）、50克鸡肉、100克鱼虾海产品、100~150克豆腐，基本就能保证蛋白质的需求了。

推荐食物

纳豆　富含纳豆激酶，能分担酒后肝脏的压力，缓解醉酒症状，减轻酒精对肝脏的损伤，降低酒精性脂肪肝的发生率。

黑豆　皮呈黑色，含有花青素。花青素是非常好的抗氧化剂，能有效清除人体内的自由基，净化体内环境，减少脂肪堆积。

红薯　富含膳食纤维，而且其所含的葡糖苷成分有着和膳食纤维同样的功效，能给肠的活动以强力的刺激，引起蠕动，促进排便，帮助肠道排毒，减少脂肪堆积。

黑木耳　其中的胶质能把残留在人体消化道内的灰尘和杂质吸附并集中起来，然后排出体外，从而起到清胃肠、瘦身的功效。

冬瓜　其中含葫芦巴碱，对人体新陈代谢有独特作用，预防脂肪肝、减肥的效果都不错。

魔芋　其中含量最大的葡萄糖甘露聚糖（GM）具有强大的膨胀力，既可填充胃肠，消除饥饿感，又因其所含的热量微乎其微，所以对于控制体重者是非常理想的食物。

带鱼　所含的烟酸能参与脂肪的代谢，可以减少血液中的低密度脂蛋白及甘油三酯，还可增加高密度脂蛋白，避免体内脂肪堆积。

脂肪肝的其他疗法

1.运动控制体重：30 分钟快走减脂法，快走有助于燃烧脂肪，能减少胆固醇和中性脂肪，从而减少内脏脂肪。分腿深蹲，能充分活动到下半身肌肉，增强基础代谢，减少内脏脂肪，其要领是尽可能打开髋关节下蹲，脚掌着地，用力，双肘弯曲，轻握拳头，置于面部下方。

2.睡眠好，肝脏才会好：十指梳头，将十个手指分开，分别按于头上，从前往后梳头，每次梳 1 分钟左右，然后闭目养神进行放松，对改善睡眠有益。叩击头部，用双手的指尖对整个头部进行叩击，力度应适中、均匀，动作不宜过快，能促进气血流通，帮助睡眠。

3.打造绿色的环境有助于养肝：多到大自然中走走，可以多到有山、有水、有树林的郊区去旅游、踏青、登山、游泳、垂钓、采摘、漫步等。在居室内或阳台上种植一些美丽的观叶植物，有利于改善环境，清洁空气，也有利于肝脏的养护和身心健康。

秘密52 痛风，亲近低嘌呤食物

平时饭局多、运动少且多伴有肥胖成为绝大部分痛风病人的共同特点。痛风是一种嘌呤代谢失调的疾病，因此控制食物中的嘌呤摄入至关重要。该病临床特点是血尿酸升高，身体过量的尿酸会结成晶体，沉积在关节内，引起剧痛。通常大拇趾首先发热红肿。不少人头一天晚上敞开胃口，大吃特吃生猛海鲜或是痛饮啤酒，第二天醒来就发现脚趾关节剧痛难忍，活动困难，再严重时会影响膝、腕及踝关节，造成关节畸形僵硬。慢性痛风可导致肾结石、痛风性肾病等。对于痛风病人，饮食牢记"三低一多"非常重要，"三低"即低嘌呤、低盐、低脂饮食，"一多"即多饮水。

养生要点

1. 保持理想体重，超重或肥胖患者减轻体重应循序渐进，否则容易导致酮症或痛风急性发作。

2. 多食用富含碳水化合物的食物，碳水化合物可促进尿酸排出，患者可多吃米饭、馒头、面食等。

3. 蛋白质可根据体重，按照比例来摄取，1千克体重应摄取 0.8 ~ 1 克的蛋白质，并以牛奶、鸡蛋为主。如果是瘦肉、鸡鸭肉等，应该煮沸后去汤食用。

4. 多吃高钾食物，如香蕉、西兰花、西芹等。钾可减少尿酸沉淀，有助于将尿酸排出体外。

5. 大量喝水。大量喝水可预防尿酸盐的形成和沉积，利于尿酸排出。肾功能正常的痛风病人每天喝 2000 ~ 3000 毫升水较理想，保持尿量在 2000 毫升以上。

为防止尿液浓缩，病人在睡前或半夜也要饮水。

6.每天摄盐量应该限制在 3 克以内。钠多不利于尿酸的排出。

注意饮食习惯

1.少摄入脂肪，因脂肪可减少尿酸排出。痛风并发高脂血症者，脂肪摄取应控制在总热量的 20% ~ 25%。

2.限制酒精饮料。酒精容易使体内乳酸堆积，抑制尿酸排出，易诱发痛风。

3.少用有强烈刺激性的调味品、香料或饮品。如浓茶、浓咖啡、辣椒、胡椒、芥末、生姜等辛辣调味品会诱使痛风急性发作。

营养师提醒

痛风患者不能喝啤酒

在实际生活中，有时不得不饮酒时，痛风患者应尽量避免饮啤酒，因啤酒所含的嘌呤较高。

4.限制嘌呤摄入。动物性食品中嘌呤含量较多，患者应禁食动物内脏、骨髓、海味、发酵食物、豆类等。食物中 50% 的嘌呤可溶于汤内，所以肉类及鱼类食物均应先煮，弃汤后再烹调。

5.戒吃高胆固醇的食物。如动物内脏（肝、肠、肾、脑）、肥肉、鱿鱼、墨鱼。

6.戒酒。一旦血中酒精浓度高达 200mg/dL，血中乳酸会随着乙醇的氧化过程而增加，令肾脏的尿酸排泄受阻，结果使血中尿酸增加。

7.少吃酸性食物，如动物性食物、煎炸食物、高脂食物。酸碱不平衡，会影响尿酸代谢。

秘密53 冠心病，帮助扩张血管的食物是首选

胆固醇是人体不可缺少的营养物质。它不仅是机体的组成成分，还是合成许多重要物质的原料，但是长期大量摄入胆固醇，会使血清胆固醇升高，增加患冠心病的危险，并诱发脂肪肝。

现代人因高胆固醇而引发各种疾病的为数不少。但是，如何才能够帮助自己"消耗"掉多余的胆固醇呢？

养生要点

1. 控制体重，均衡摄取各种食物，避免偏食，食物摄取宜以生鲜为主。

2. 控制油脂摄取量，少吃油炸、油煎或油酥的食物，控制高脂肪食物如动物的皮、猪肠、香肠、甜腻糕饼等的摄入量。

3. 烹调用油宜选用富含不饱和脂肪酸的植物油，如花生油、橄榄油、大豆色拉油、玉米油、葵花子油等，烹调宜多采用清蒸、水煮、凉拌、烤、烧、炖、卤等方式，避免油炸及用油过多的煎炒方式。

4. 使用低脂、脱脂乳品取代全脂乳品，尽量以鱼、兔肉、鸡肉取代猪肉、牛肉。

5. 增加全谷类食品及蔬菜水果、黄豆制品的摄取。

6. 少食含糖食品、零食、奶油食物。

推荐食物

苹果 因富含果胶、纤维素和维生素 C，有非常好的降脂作用。常吃苹果非常有益于健康，民间有"一天一苹果，医生远离我"的说法。如果每天吃两个苹

果，坚持一个月，可使大多数人血液中对心血管有害的低密度脂蛋白胆固醇含量降低，而对心血管有益的高密度脂蛋白胆固醇水平会升高。

胡萝卜 富含果胶酸钙，与胆汁酸发生化学反应后从大便中排出。身体要产生胆汁酸势必会动用血液中的胆固醇，从而促使血液中胆固醇的水平降低。

玉米 含有丰富的钙、磷、硒和卵磷脂、维生素 E 等，具有降低血清胆固醇的作用。

牡蛎 富含锌及牛磺酸等，牛磺酸可促进胆固醇分解，有助于降低血脂水平。

杏仁 用杏仁来取代膳食中的低营养食品，可达到降低血液胆固醇并保持心脏健康的目的。

海带 含有丰富的牛磺酸，可降低血压及胆汁中的胆固醇；食物纤维褐藻酸，也可以抑制胆固醇的吸收，促进其排泄。

大蒜 能减轻肝脏合成胆固醇的负担。每天吃三瓣大蒜，可有效降低有害的胆固醇，升高有益胆固醇，使心脏病的发病率减少一半。

牛奶 含较多的钙质，能抑制体内胆固醇合成酶的活性，减少人体对胆固醇的吸收。

蜜橘 含有丰富的维生素 C，可以提高肝脏解毒能力，加速胆固醇转化，降低血清胆固醇和血清甘油三酯的含量。

茶 含有咖啡因与茶多酚，有提神、

冠心病患者日常注意事项

- 保持情绪稳定，遇事乐观豁达。
- 注意劳逸结合，防止过度的脑力劳动和精神紧张。
- 工作和学习妥善安排，保证充足的睡眠，生活有规律。
- 饮食合理，戒烟限酒。
- 根据病情和个人身体状况，坚持适当的体育锻炼，避免久坐或久卧。
- 保持房间温度、湿度适宜，保持空气新鲜。
- 家人经常给予关心，了解相关知识，及时督促服药，仔细观察病情，家中要备有附近医院和急救中心的电话。
- 外出时随身带上保健盒。

营养师提醒

不宜吃蜜橘的人群

- 风寒咳嗽者不宜吃蜜橘。

强心、利尿、消腻和降脂的功效。经常饮茶可以预防人体内胆固醇的堆积。

降胆固醇从饮食开始

为了降低血中胆固醇的浓度，应该减少含高胆固醇食物的摄取，尽量少吃蛋黄、鱼子，不吃动物内脏。

自然界中有许多不含或含胆固醇很少的食物，如杏仁、核桃、蛋白、果酱、果冻、花生、面筋、豆类及豆制品。可多吃水果，因水果含果胶，能降低胆固醇。

近年来有不少报告显示，摄取燕麦也能降低胆固醇。如果每天在饮食中添加一些燕麦片，其降低胆固醇的效果更好。

秘密54　骨质疏松症，钙和维生素 D 缺一不可

骨质疏松症已成为世界性的多发病、常见病。中医认为，肾主骨，骨质疏松症的病变部位在肾。肾气和骨以及骨髓的生长发育有密切关系，肾虚则不能生髓，骨得不到充分的营养自然会出现骨痛、骨痿、骨折。

骨质疏松的原因可以归纳为以下两个方面：一方面，人步入老年后，各项生理功能逐渐衰退，血管硬化造成血液循环不好，出现血瘀的状态，影响骨质的代谢，造成原发性骨质疏松。当人体衰老，肝肾不足时，抵抗力就会下降，风湿就容易入侵，深入筋骨，加重症状。如果影响了骨质的气血灌注和微循环，也会加重病情。另一方面，各种疾病后期都会影响肾，导致肾虚，引发继发性骨质疏松。此外，肝脾的功能与

骨质疏松有一定关系。肝脾功能失调可加速或加重肾虚，引发骨质疏松症。体内缺少钙、磷等营养素也会引起骨质疏松。

迄今为止，国内外尚无一种能彻底治愈骨质疏松症的有效药物。故医学专家认为，骨质疏松症应以预防为主，药物治疗为辅。所以，我们就要在日常饮食方面有意识地多摄取一些含有钙、磷成分的食物，及一些含锌、镁、锰、铜、铁等微量元素的食物，如果这些元素不足，也会引发骨质疏松症。做到这些，相对来说就不易罹患骨质疏松症了。

营养处方

1.摄取钙质。人们有一种认识误区，认为人到中老年才需要补钙，事实上，从青少年时期就应该保证每天摄取 1000 毫克的钙质。怀孕、哺乳和更年期女性，每天钙质摄取量应达到 800～1200 毫克。怀孕期间部分钙质会供给胎儿，因此孕期及生产过的女性，更应注重钙质的摄取量。

2.控制食盐的摄入量，每天不要超过 6 克。同时，注意补充各种维生素。不要吃太多的肉。过多的盐和蛋白质会导致钙质流失。

从儿童开始预防骨质疏松

预防骨质疏松症应从儿童开始。国际骨质疏松基金会称，培养儿童科学的生活方式，在儿童期、青少年时期给孩子补充充足的钙质，并使其保持适宜的运动强度，是预防老年后骨质疏松症的有效方法。

专家称，一个健康的人从出生到十几岁，骨骼一直在生长，到20岁左右骨骼发育达到顶峰。据估算，峰值骨量每增加10%，成年后骨质疏松性骨折的发病率会降低50%。而骨骼的快速生长发育又分为两个时期，第一个时期是出生至两岁，第二个时期是青春期。女孩在青春期累积的骨量大约相当于绝经后三十年丢失的骨量。因此，一定要把握这两个最佳补钙时机，从儿童期开始补钙。

3.适当摄入镁，镁能促进钙质的吸收。

4.适当摄入赖氨酸和精氨酸，这两种氨基酸不仅能促进钙的吸收，增强结缔组织，还能刺激生长激素的分泌，能够加快骨骼细胞的增长。

5.适当摄入维生素C，促进骨骼的增长及钙质的吸收。

6.全谷类食物和钙不宜同时摄取，因为全谷类食物含有一种会和钙产生化学作用的物质，影响钙质的吸收。

7.含有大量草酸的食物不应与含钙多的食物一同烹制，因草酸会影响钙质的吸收。

8.避免摄取发酵食品。因为酵母当中的磷含量很高，吃进身体里面，磷会与钙竞争，影响钙质吸收。

推荐食物

营养学家经长期研究得出结论：食疗对预防骨质疏松症的效果更为显著。常见的能预防或减轻骨质疏松症的蔬菜有莴苣、番茄、黄瓜、芝麻菜、葱、大蒜、西芹。故建议中老年人（尤其已绝经或即将步入更年期的妇女）平时应经常吃这些蔬菜，最好将这些蔬菜搭配食用，以预防骨质疏松症的发生。

多摄取富含钙质（强化骨骼）及维生素D（促进钙质的吸收）的食物，如：栗子、燕麦、芝麻、含骨沙丁鱼、虾皮、牛奶、黄豆及其制品、小麦胚芽、深绿色蔬菜等。

秘密55　失眠，多吃养心安神的食物

中医学认为，熟睡能"神舍于内，不为外扰，休养精神，恢复脏腑"（《养老奉亲书》语）。民间所谓的"能吃、能睡、能长寿"的说法也许就是这番道理。然而，我们常常看到许多人属于长期失眠或睡眠品质不佳的"睡眠负债一族"。

长期处于"睡眠负债"的状况中，不但会影响情绪和工作质量，还会降低记忆力、警觉性、注意力和判断力，并且加速老化，还可能造成肥胖，甚至引发其他严重的疾病。睡眠质量问题应该受到重视。

养生要点

1. 失眠患者以平补为主，保持比较安定的情绪。

2. 日常膳食应以清淡易消化的为主，如豆类、奶类、谷类、蛋类、鱼类、冬瓜、菠菜、苹果、橘子等。而辣椒、大蒜及生洋葱等辛辣的食物会造成胃部灼热及消化不良，进而会干扰睡眠，故应少食。

3. 晚饭一定要早吃，最好安排在睡前5小时左右。

4. 富含色氨酸的食品能助眠。色氨酸是人体必需的氨基酸，是大脑制造血清素的原料，能够让人放松，减缓神经活动而引发睡意，被认为是天然的安眠药。这类食品有脱脂奶酪、牛奶、鸡胸肉、动物肝脏、鱼类、火鸡、花生、鳄梨、小米、麦芽、大豆及其制品、芝麻、裙带菜等。

5. 宜吃含钙镁丰富的食物。钙和镁这两种矿物质不仅能降低血压、强健骨骼，还是天然的放松剂和镇静剂，能疏解压力，有镇定效果，因而能使人很快入睡。

6. 富含 B 族维生素的食物也能助眠。维生素 B_2、维生素 B_6、维生素 B_{12}、叶酸及烟酸都能帮助睡眠。尤其是烟酸，对于那些入睡容易而一旦醒来就难以入睡的人效果更好。维生素 B_6 可以帮助制造血清素，和维生素 B_1、维生素 B_2 一起作用时，可使色氨酸转换为烟酸。维生素 B_{12} 能使难以入眠及常在半夜醒来的人改善睡眠情况。含 B 族维生素丰富的食物，包括酵母、全麦制品、花生、胡桃、葵花子、蔬菜（尤其是绿叶蔬菜）、牛奶、肝脏、牛肉、猪肉、鱼、蛋类、马铃薯、梨等。

7. 中医认为，一些具有补心益脾、养血安神、镇静之功效的食物或药物，可有效促进睡眠，如百合、桂圆、莲子、蜂蜜、小麦、银耳、枸杞、桑椹、灵芝和西洋参等，睡前食用能助你一夜好眠。

推荐食物

球状莴苣　切开球状莴苣的茎，流出的乳白色汁液中所包含的成分具有镇静、安眠的功效。实验表明，在临睡前吃莴苣，有显著的催眠效果。莴苣无论生食、煮汤或热炒都具有安眠作用。

香蕉或牛奶　香蕉中有助于睡眠的成分有褪黑激素，具有诱导睡眠的作用，还有"天然的安眠药"色氨酸。但香蕉的糖分很高，糖尿病患者要特别留意摄取量，必要的话也可以用牛奶替代。牛奶中亦含有足够的色氨酸和钙质，再加上牛奶的营养和蛋白质所产生的饱感，入睡前喝一杯牛奶，可帮助入眠。

小米　小米性微寒，有健脾、和胃、安眠之功效。在所有谷类中，小米所含的

对失眠有益的食疗方

中医按照辨证施治的原则，对于不同类型的失眠者，选用有针对性的不同的食疗方。

- 心火上炎、烦躁不眠者，可饮用莲心茶。以莲心2克，开水冲泡，睡前饮用。

- 阴虚不眠并有口干、干咳者，用生百合、粳米各50克洗净，加水1000毫升煮至米烂，可时常食用。还有美容养颜的作用。

- 心脾两虚失眠者，可用龙眼30克、粳米50克、大枣2颗熬粥食用，效果较好。

- 老年人或体质虚弱者睡眠不好，可在晚餐时吃些小米粥或牛奶燕麦片。

色氨酸量较高，可提高进入脑内色氨酸的量，起到良好的助眠作用。

奶制品及豆制品　国外的研究发现，缺钙容易引发肌肉酸痛及失眠，这是因为钙质不足，会让交感神经变得十分敏感，易产生焦急、忧郁等精神状态不稳定的表现。乳酪、酸奶等奶制品与豆腐、豆浆和纳豆等豆制品，不但钙质丰富，而且容易消化，睡前食用也不会妨碍睡眠。

洋葱　洋葱中的大蒜素是其独特的呛鼻气味的来源，大蒜素不但具有杀菌抗癌的功效，且能帮助人体吸收维生素 B_1。维生素 B_1 可以消除疲劳，帮助集中注意力，还能抑制过度兴奋的交感神经，改善失眠和精神不稳定的症状。洋葱以生吃最好，其中丰富的营养成分会随加热烹调而逐渐流失，即使要炒或煮洋葱，也只要七分熟即可。

水果　过度劳累也可引起失眠，可在睡前吃点水果，如柑橘、橙子、苹果、梨等，它们均含有丰富的维生素，有抗肌肉疲劳和催眠之功效。果皮放在枕头旁，闻其芳香气味，也可诱人入睡。

核桃　核桃配以黑芝麻，睡前服用，可改善睡眠质量，可以辅助治疗神经衰弱、失眠、健忘、多梦等症状。

葵花子　葵花子含多种氨基酸和维生素 B_3，能改善脑细胞机能，起到镇静安神的作用。每晚餐后嗑上一把葵花子，可以助您睡个好觉。

蜂蜜　有补中养脾、除心烦的作用，每晚取 $10 \sim 20$ 克蜂蜜用温水冲饮，有利眠作用。

大枣　味甘性平，养胃健脾、益血壮神，为安中益气之良药。大枣炒熟掰开泡水当茶饮，或蒸熟随意嚼食，可以辅助治疗倦怠乏力和失眠。大枣核炒焦后泡水代茶饮也可助睡眠。

龙眼、莲子、百合　龙眼有养血安神的作用；莲子能补中养神，辅助治疗夜寐多梦；百合能清心安神，治心烦不安、失眠多梦，晚上喝碗龙眼莲子百合粥，能使人安睡。

注意饮食习惯

1.晚饭不宜吃太多，睡前不宜进食。若非要在睡前吃夜宵不可，则谨记选择吃易消化的食物（例如富含色氨酸的小米粥），也不要吃得过饱，避免因胃肠的刺激而兴奋大脑皮质；睡前不宜大量饮水，避免夜尿增多导致入睡困难。

2.晚餐不要吃辛辣、油腻的食物，以免影响睡眠的质量。

3.晚餐不要吃容易产气的食物。某些人体内因为缺乏一些物质，若摄入一些不合适的食物，如玉米、面包、土豆、红薯、芋头、豆类、大白菜、洋葱、西兰花、甘蓝、青椒、茄子、香蕉、柑橘类水果、柚子和添加山梨糖醇（甜味剂）的饮料及甜点等在小肠中不被消化，到大肠中便被肠内细菌分解利用，产生大量的气体，有腹胀感，妨碍正常睡眠。

4.睡前避免食用含有酪氨酸的食物。酪氨酸进入大脑后，可转化为多巴胺和去甲肾上腺素，容易使大脑兴奋，难以入睡。鱼、肉类、鸡、鸭、蛋黄、大豆、茄子、土豆、番茄、菠菜、乳酪等食物，都应避免睡前食用。而咖啡因、酒精、巧克力等刺激性食物更是令人精神振奋，失眠者应尽量远离。

秘密56　便秘，膳食纤维让肠道更通畅

　　万病之源始于肠道。肠道问题能够引起全身各种病症，小到皮肤问题、口气问题，大到血液疾病、脏器的病变。肠道出现问题就像下水道堵塞，将会加重以肝脏为代表的排毒系统的负担，最终导致体内废物堆积过多，带来健康隐患。解决肠道问题，使"管道"通畅，第一步就是解决便秘问题。

　　便秘是指大便次数减少，经常5~6日，甚至更久才大便一次；或虽然1~2日解一次，但粪质干硬，排出困难；或粪质虽不干硬，也有便意，但排便困难。现代医学认为，当大肠功能紊乱，粪便在肠内滞留过久，水分被过度吸收，大便过于干燥、坚硬，就会发生便秘。便秘的人，除了应多饮水、适当活动外，最重要的是养成正确的饮食习惯。

便秘的类型

　　便秘因病因不同，可分为痉挛性便秘、阻塞性便秘、无力性便秘。

　　痉挛性便秘是肠道受到刺激，使肠壁痉挛造成粪便通过困难，表现为阵发性腹痛、粪便呈深黑色球状。

　　阻塞性便秘常见于肿瘤、机械性肠梗阻等病人。

　　无力性便秘是由腹壁及肠道肌肉收缩无力所造成的。常见于老年人及久病卧床的病人，粪块粗大呈圆柱状，有排便困难及不适感。

　　长期便秘会引起头痛头晕、腹中胀满，甚则腹痛、食欲减退、睡眠不安、心烦易怒，以及痔疮、便血、肛裂等症状。便秘也是冠心病发生心梗猝死，高血压引起脑出血的重要诱因。

营养处方

1.对痉挛性便秘、阻塞性便秘，应采用含膳食纤维少的少渣膳食。少吃或不吃含纤维高的蔬菜、水果、粗粮、干豆类食品。避免浓茶、咖啡、香料、辣椒等有强刺激性的食品。适当食用含琼脂的食品，如果冻等，以保持肠道中粪便的水分，使大便软润，易于排出。

2.无力性便秘则宜多食用含纤维多的高渣膳食，以刺激肠道蠕动。粗粮、干豆、蔬菜、水果、麦麸等食品，不仅含丰富的纤维，也能提供维生素，特别是 B 族维生素，并可促进肠蠕动及消化液分泌。蔬菜中以茭白、韭菜、菠菜、芹菜、丝瓜、藕等含纤维素多，水果中以柿子、葡萄、杏、鸭梨、苹果、香蕉、猕猴桃等含纤维素多。

3.各种类型便秘均适用的膳食原则是**多饮水**，以利通便，可每日晨起空腹喝淡盐水或蜂蜜水，也可饮用果汁、菜汤、豆浆等饮料；适当增加脂肪摄入，适当增加豆油、花生油、芝麻油、菜油等烹调用油量，达到润肠通便的目的；酸奶或红茶菌有润肠防腐通便作用；应限制摄入强烈刺激性食品，如辣椒、芥末等。

推荐食物

绿豆芽 现代医学研究表明，绿豆芽除含蛋白质、脂肪、糖类、膳食纤维、多种维生素外，发芽过程中还能产生丰富的维生素 C（干绿豆不含维生素 C）。绿豆芽有通便减肥的作用，烹调时宜用旺火快炒，炒时加点醋，既可减少 B 族维生素的流失，还可除去豆腥气。选购绿豆芽时，注意不要购买长得过长、过肥且有氨味的，那种可能是化肥催化而成的。此外，绿豆芽性寒凉，脾胃虚寒者不宜多吃。

魔芋 是一种低热能、低蛋白质、低维生素、高膳食纤维的食品。**魔芋**中含有大量的**葡甘露聚糖**，是可溶性半纤维素，能吸收水分，增加粪便体积，缩短食物在肠道内运转的时间，增加双歧杆菌（肠道有益菌）的数量，使肠内细菌酵解产生低级脂肪酸，达到刺激肠蠕动、促进排便的效果，又可填充胃肠，消除饥饿感。此外，魔芋还具有降血糖、降血压、降血脂、减肥等功效。不过，生魔芋有毒，必须煎煮 3 小时以上才能食用，并且每次都不能过多食用。

乌塌菜　又名塌棵菜、黑菜，是白菜的一个变种，含有大量的膳食纤维、钙、铁及多种维生素（维生素C、维生素 B_1、维生素 B_2）和胡萝卜素等，被称为"维生素菜"。膳食纤维对防治便秘有很好的作用。中医学早在《食物本草》中记载："乌塌菜甘、平、无毒。能滑肠、疏肝、利五脏。"常吃乌塌菜还可以增强人体抗病能力，泽肤健美。乌塌菜口感清新爽脆，最适合炒食，清炒或加入肉丝、火腿丝一起炒均可。

便秘者的红、黄、绿灯食物

❖ 红灯食物：尽量少吃

辛辣食物　葱、韭菜、生姜、芥末、大蒜、辣椒、肉桂等。

刺激、令人兴奋的食物　酒、浓茶等。

水果　石榴、荔枝、桂圆、榴莲等。

油炸食物　油条、油饼、炸糕、炸鸡腿等。

其他　饼干、糖炒栗子、五谷粉、黑芝麻粉等燥热性食物。

❖ 黄灯食物：不宜多吃

水果　桃子、新鲜板栗、李子、樱桃、红毛丹、金橘等，都有不同程度的收涩作用。

蔬菜　洋葱、山药。

其他　黑枣、红枣、乌梅、腰果、松子、杏仁、咖啡、糯米等。

❖ 绿灯食物：可以经常食用

水果　菠萝、木瓜、香蕉、葡萄、柚子、西瓜、桑椹、橙子、梨、梅子、哈密瓜、杨桃、猕猴桃、草莓等。

豆类　绿豆、黄豆、黑豆及其制品等。

蔬菜　菌藻类。菠菜、萝卜、蘑菇、海带、紫菜等。

谷类　糙米、生的黑芝麻、小米、其他全谷类。

其他　红薯、蜂蜜、酸奶等。

注意生活习惯

保持心情舒畅，每天活动腰部（因排便中枢在腰部，刺激它可促进排便），定时排便，锻炼身体（如散步、慢跑、勤翻身等），做腹部按摩（可从右下腹开始向上、向左，再向下顺时针方向按摩，每天2～3次，每次10～20回），能有效防止便秘。

与便秘有关的多种疾病

专家认为便秘的害处很多，多种疾病的产生与便秘有关，大致如下：

1. 肠癌　据调查，大多数肠癌患者在发病前有较长一段时间的便秘史。嗜好肉食兼有便秘的人肠癌的发病率是常人的2倍。

2. 乳腺癌　资料表明，每周排便次数在两次以下者，乳腺癌的发病率要比每日排便者高出5倍。肥胖妇女兼有便秘者，乳腺癌的发病率明显增加，乳腺癌患者手术后仍有便秘者其癌症复发率也比无便秘者高。

3. 高血压　由于便秘使胆固醇排泄受阻，血液中胆固醇含量上升，血管易受胆固醇侵袭而发生硬化，管径变细，外周阻力增加便引发高血压。

4. 痔疮　有痔疮者患便秘人数多，便秘者在排便时要屏气使劲，日久肛门周围血管压力增加，肛周血循环不良，容易发生静脉曲张，引起痔疮和肛裂出血。

5. 痤疮　青年中患痤疮（青春痘）的男女均有，临床发现患痤疮有便秘者占多数。这是因为便秘者粪便中的有害物质被吸收过多，就易患痤疮。

6. 心律不齐　便秘者常擅自服用泻药，易造成体内电解质紊乱，血镁、血钾下降会诱发期前收缩、心动过速等心律不齐。便秘者若兼有心脏病，滥用泻药会有潜在的生命危险。

7. 糖尿病　糖尿病患者食肉者很多，多吃肉易引起便秘，糖尿病患者运动量不足也容易引起便秘。

秘密57 缺铁性贫血，肝脏和红肉补铁效果好

　　贫血是指一定体积的血液内红细胞数量和血红蛋白含量低于正常范围。常见症状：皮肤苍白，头晕，耳鸣，记忆力减退，四肢软弱无力，食欲缺乏，腹胀，活动后呼吸、心跳加快，心脏搏动增强等；严重者可引起贫血性心脏病、心力衰竭。贫血最常见的是缺铁性贫血，以儿童和孕妇发病率为高。贫血的形成主要有三类原因：第一，造血功能不良（常由于干细胞缺陷、造血原料不足、骨髓受到外来物质侵害等原因所致）；第二，红细胞过度破坏；第三，失血。红细胞内除水分外主要含血红蛋白，血红蛋白的主要功能是输送氧和二氧化碳。

　　贫血患者不宜盲目应用补血药物，应当针对病因有的放矢地进行施治。同时注意饮食调养，这对预防和调理贫血具有良好的功效。

营养处方

❖ 补充铁质

　　缺铁性贫血是临床上较常见的一种贫血。中老年人不论出现钩虫性肠道出血、上消化道反复多次出血、多年痔疮出血等何种病症，均会导致铁的损失而引起缺铁性贫血，因此应多食用含铁质丰富的食物。动物肝脏、动物血、蛋黄、瘦肉、红糖、芝麻酱、豆类、苜蓿、油菜、菠菜、韭菜、芹菜、胡萝卜、鲜豆角、荠菜、芋头、豆芽菜、山楂、杏、桃、葡萄、红枣、龙眼等均含丰富的铁。黑木耳、紫菜、海带、蘑菇、银耳等含铁量尤为丰富。因此，患有缺铁性贫血的人可以经常选择以上食物。

❖ 供给充足的维生素和叶酸

这两种物质都是红细胞发育中不可缺少的物质。维生素 B_{12} 主要存在于动物性蛋白中，如蛋黄、肝、肾、瘦肉等；绿叶蔬菜、茶中则含有丰富的叶酸，平时只要注意多吃动物蛋白和绿叶蔬菜，适当喝茶，就可以提供身体所需要的维生素 B_{12} 和叶酸。

❖ 供给足量的蛋白质和各种维生素

蛋白质是构成红细胞和血红蛋白的物质基础。所以，贫血患者还应采用高蛋白饮食，如牛奶、蛋黄、瘦肉、鱼虾、豆类及豆制品等。维生素 C 的缺乏也会影响到铁的吸收，还要多吃些蔬菜、水果等，以使机体摄入充足的维生素。

❖ 创造酸性环境

贫血病人一般胃酸都比较少，可经常吃些能刺激胃酸分泌的食物如肉汤、醋、酸牛奶、酸菜、番茄、苹果、柑橘、猕猴桃及山楂等，以促进铁质的吸收利用。

❖ 少食多餐

贫血病人往往有食欲缺乏、消化不良等症状，因此宜少食多餐。

孩子贫血怎么办

预防孩子贫血，应以食补为主，重视饮食营养的合理调配，食品多样化。对于确诊有贫血的孩子，要给他们适当多吃些瘦肉、猪肝、猪肾、猪血、鸡血，因这些食物含铁较多；还要吃些牛奶、蛋类、鱼虾、香菇、紫菜、红枣、核桃、苹果、橘子和新鲜的绿叶蔬菜，可使贫血现象得以改善。一般无需再给孩子吃含铁药剂，因为铁剂补得太多，会引起剧烈呕吐、腹泻，出现脱水、酸中毒，重者甚至可致心肌损害，反而有害健康。若孩子有贫血症状，应及时去医院检查，明确诊断后，在医生指导下对症治疗。

秘密58 尿路结石，多喝水，多吃蔬菜水果

尿路结石可引起泌尿系统直接损伤、梗阻和感染，大幅度降低患者的生活质量，严重者后期可发生肾功能不全或恶性病变。尿路结石包括肾结石、输尿管结石、膀胱结石、尿道结石。夏季天气酷热，人体水分消耗大，尿液浓缩，是尿路结石的高发季节。尿路结石是怎样形成的呢？尿路结石的病因和形成过程极为复杂，涉及遗传、环境、生活方式、饮食特点、代谢状况以及其他疾病等多种因素。不当的饮食习惯在尿路结石的发生中扮演着重要角色。

饮食不当"吃"出石头来

在下述两种饮食状态下，尿路结石的患病风险增加：

1.饮水量少或身体内水分消耗过大（如野外作业者、高温作业者等），造成体内水分长期不足者。

2.营养过剩。包括长期进食高动物蛋白，大量吃精制糖，长期饮用浓茶，大量进食豆类制品，大量进食肥腻食物，浓肉汤或动物内脏，大量进食海鲜食品，膳食纤维摄入较少者等。

第一种情况，往往造成尿液的浓缩；第二种情况，可使人体内生成较多的草酸和尿酸，导致尿液中草酸含量增加。同时，还可促进肠道对钙的吸收，导致尿液中钙的排出量增加。应注意的是，尿路结石的发生和发展往往是多种因素综合作用的结果。因此，饮食防治也应从综合的角度进行全方位的调控。由于尿路结石的成分主要为草酸盐、尿酸盐和盐酸盐，因此，如何有效减少这些结石成分的形成，同时增加这些成分的排出，就成为饮食防治对策的核心原则。

营养处方

❖ 避免"厚味"食物

"厚味"食物指高能量、高蛋白、高脂肪、高嘌呤和高糖的食物。包括各类油炸食品、肥肉、动物内脏、甜食、海产品、浓肉汤、奶油糕点、甜饮料、豆类制品等。这些食物往往造成尿中草酸盐等含量增加。以糖为例，大量进食甜食和甜饮料后，尿中钙离子浓度、草酸含量和尿的酸度均会增加，三者综合作用使结石发病风险大为增加。

❖ 禁用高草酸食物

如前所述，尿路结石的主要成分为草酸盐。草酸盐是草酸进入人体后，与体内的二价、三价金属离子结合形成的，常见的有草酸钙、草酸镁、草酸锌等。正常人每天从尿中排出草酸盐为 12~40 毫克。其中，体内相当一部分的草酸盐来自食物。如果大量进食高草酸食物，使尿液中草酸盐浓度增高，呈过饱和状态，多余的草酸钙晶体就可能从尿中析出而形成结石。因此，禁用高草酸食物是必要的饮食防治措施。草酸含量高的食物包括菠菜、番茄、芹菜、红茶（尤其是隔夜茶）、可可等。研究表明，进食菠菜后，尿液中的草酸含量明显增高，在食后 2~4 小时达到高峰，维持 8~10 小时，甚至更久。因此，尿路结石患者应禁食菠菜。有明确尿路结石家族史的人，应少吃或不吃菠菜。健康人食用菠菜的同时应增加饮水量，以稀释尿液，降低尿草酸浓度。同时，推荐在进食菠菜时，先用水焯一下，尽量去除所含的草酸，对预防结石有益。

此外，尿草酸的 25%~30% 是维生素 C 的代谢产物，故维生素 C 对尿草酸及尿结石形成具有重要的作用。但目前对大量摄入维生素 C 能否明显增加尿草酸

根据结石成分选食物

尿路结石患者还应根据自己结石的成分来合理选择食物。

- 草酸盐结石，宜少吃草酸多的食物，如番茄、苹果、草莓、菠菜、竹笋、毛豆、甜菜等。
- 磷酸盐结石，因其在碱性尿中易形成，故可多食用酸性食物，如乌梅、梅子、核桃仁、杏仁等。
- 尿酸盐结石，可食含嘌呤低的食物，如玉米面、麦片、藕粉、蛋类、水果、甜菜、胡萝卜、茄子、黄瓜等。

排泄，从而导致尿草酸钙结石的形成尚存在异议。因此，尿结石患者大剂量应用维生素 C 需谨慎。

❖ 大量饮水，维持尿液"清澈"

大量饮水是防治尿路结石简单、安全而有效的饮食措施。推荐每日饮水 2000 毫升或更多（含食物中水分），每日排尿 2500 毫升或更多。每次尿液均应保持透明。这一点在炎热多汗的夏季显得尤为重要。每日特别注意晨起、三餐后 1 小时、晚上睡觉前集中饮水。饮水间隔要均匀，最好养成定时喝水的习惯，不要等到感觉口渴时才喝。

饮水以白开水为主，避免饮用过多的浓茶、可可、咖啡、浓肉汤、甜饮料、酒精饮品等。中等量饮酒不增加结石形成的危险性。长期饮酒者高尿钙和高尿磷更明显，但酒引起的利尿作用可降低尿浓度。

❖ 适当摄入含枸橼酸的食物

枸橼酸是一种自然的尿石抑制剂。含枸橼酸较丰富的水果有柑橘、葡萄柚、菠萝，可用作肾结石的辅助治疗。但大量摄入含枸橼酸的水果和蔬菜可导致高草酸尿而抵消其增加饮食中枸橼酸的益处。

营养师提醒

不宜食用葡萄柚的人群

肝移植、肾移植患者不宜食用葡萄柚，因其会影响排异反应药物的作用。

❖ 限制食盐量

保持少盐、清淡的饮食。因为高钠饮食可增加尿中钙盐结晶倾向。

饮食调养

❖ 湿热蕴结型

尿路结石属湿热蕴结者，症状有腰腹部较痛、排尿时夹有砂石、尿频、尿急、尿道刺痛、尿色混浊或黄赤、舌红苔黄腻等，可选用具有清热利湿作用的饮食方法调养。

竹叶清凉粥 车前子、淡竹叶、赤茯苓、荆芥各 10 克，灯心 1 撮，粳米 50 克。将车前子等药材放入纱布中包好，加水煎煮，然后再放入淘洗干净的粳米，做成粥，分顿服用。

三金茶 金钱草 50 克，海金沙 50 克，鸡内金 12 克。用水煎，取汁代茶频饮。

玉米须炖蚌肉 玉米须 150 克，蚌肉 200 克。玉米须用水洗净，入纱布袋中，蚌肉洗净，切成薄片，与药袋一同入砂锅中，加葱、姜、料酒，添入适量清水，大火烧开，小火煮至蚌肉熟烂，拣出葱、姜、药袋，加盐、味精、胡椒粉、香油等调味品拌匀，用以佐餐。

青小豆粥 青小豆 50 克，小麦 50 克，通草 5 克。通草洗净，水煎，去渣取汁，加入小麦、青小豆，煮成粥服食。

❖ 气滞血瘀型

尿路结石属气滞血瘀者，症状有腹部酸胀、刺痛难忍，并向小腹或骶尾部放射，腰痛之后有尿血，舌苔薄白或薄黄等，可用行气活血方法调养。

参三七糯米粥 参三七粉 3 克，炒黄糯米 30 克，冰糖少许。先将炒黄糯米煮成粥，加冰糖少许送服参三七粉。

白茅根粥 白茅根 30 克，炒黄糯米 30 克，冰糖少许。白茅根煎水取汁，与糯米共煮成粥，加入冰糖，分次食用。

大小蓟饮 新鲜大小蓟各 40 克。用水煎，日服两次。

❖ 阳虚气虚型

尿路结石属阳虚气虚者，症状有腰部沉重、酸胀、冷痛，面色淡白，尿少色白，舌淡胖，口不渴等，宜选用益气温阳、利尿的饮食调养方法。

核桃薏苡仁粥 核桃 15 克（炒香），豆瓣酱 1 匙，薏苡仁 90 克，煮粥服食。

党参黄芪茶 党参 30 克，黄芪 15 克。开水冲泡，代茶频饮，1 日 1 剂。

❖ 脾肾亏虚型

尿路结石属脾肾亏虚者，症状有腰酸软无力、食欲缺乏、脘腹胀满、小便不利、舌淡，或症见手足心热、口干舌红少苔、盗汗等。宜选用健脾益肾的方法调养。

核桃黄芪乌骨鸡 核桃仁60克，炙黄芪30克，乌骨鸡1只。一起以小火炖成浓汤，分次食用。

冰糖桃仁散 冰糖120克，核桃仁（油炸）120克。核桃仁研成细粉，冰糖捣碎为细末，每次各取30克，用温开水送服，日服4次。

肾结石病人睡前不宜喝牛奶

由于牛奶中所含的色氨酸有助于睡眠，很多人提倡晚间喝牛奶，对于一般人来说无疑是适宜的，但对肾结石患者或已治愈者来说就不同了。因为人在睡眠之后尿量减少，尿中各种有形物质增加，可使尿液变浓。由于牛奶中含钙较多，肾结石中大部分都含有钙盐，结石形成的最危险因素是钙在尿中的浓度短时间内突然增高，而饮牛奶后2~3小时，正是钙通过肾脏排除的高峰，如此时正处于睡眠状态，尿液浓缩，钙通过肾脏较多，易形成结石。因此，肾结石患者不要在临睡前饮牛奶。

肾结石患者调理须知

- 预防和治疗泌尿系统感染。泌尿系统感染是尿石形成的主要局部因素，并直接关系到尿石症的防治效果。由变形杆菌、葡萄球菌和链球菌等造成的尿路感染容易诱发结石，这些细菌能将尿素分解为氨，使尿变成碱性，易使尿酸盐沉淀而形成结石。此外，细菌及其引起的脓块、坏死组织等也可作为结石的核心而导致结石生成。所以，及时治疗泌尿系统感染对预防结石复发十分重要。

- 服用中药。每隔一定时间，用中药金钱草和海金沙泡水服，有利于排出体内细小的结石。如果条件允许，也可以找中医师根据自己的病情开一张中药处方泡服。

- 冬虫夏草不能加热，加热到100℃时活性成分就被破坏。

秘密59 鼻炎，远离寒凉、有刺激性的食物

急性鼻炎是鼻黏膜的急性炎症，多是病毒感染，具有一定的传染性，临床常见鼻塞、喷嚏、流清水样鼻涕或黏稠涕，重者伴有发热、全身疼痛等症状。四季均可发生，尤以气候多变季节发病较多。鼻黏膜有丰富的血管，对寒冷特别敏感。当身体抵抗力弱、受寒或劳累时，管理鼻黏膜血管的神经调节失灵，停留在鼻腔的病菌就乘机发病。还有一种与感染无关的鼻炎为过敏性鼻炎，其发病与变态反应体质、精神因素、内分泌失调等有关。主要症状是突然发作鼻痒、喷嚏、流清涕。中医称为"鼻鼽"。本病呈阵发性发作，一开始，先有鼻腔发痒，随之发生胀闷、喷嚏频作，鼻塞，流大量清鼻涕，有些病例可出现头痛、耳鸣、听力障碍等症状，检查时可见鼻黏膜淡白或暗灰色，呈水肿样，鼻甲肿大。

急性鼻炎若未经彻底治愈，则往往转变成慢性鼻炎或萎缩性鼻炎，中医统称之为"鼻渊"或"脑漏"。鼻炎引起的长期鼻塞，黏膜充血，鼻甲肥大，脓性黏涕不断，不仅令人精神痛苦，而且可使嗅觉受阻，头昏脑胀，严重者甚至影响记忆力。

营养处方

∴ 急性鼻炎

多饮热水或姜糖水，可加速病毒的排泄及稀释血液中毒素的浓度。饮食上应注意多食清淡易消化的食物，不吃油煎、生冷、酸涩之品，以防热助邪盛，邪热郁内而不外达。并应戒烟酒。

❖ 慢性单纯性鼻炎

属肺胃有热或痰浊壅盛者，宜多吃蔬菜，少食肉品。适当吃些萝卜、藕、苦瓜等。少吃香蕉，少饮酒。若属虚证则与之相反，但肉食也不宜多吃，尤其在吃药的同时，不宜吃萝卜，不宜饮酒。

❖ 慢性肥厚性鼻炎

饮食方面与慢性单纯性鼻炎基本相似，可多吃些山楂、乌梅等活血祛瘀之品。

❖ 干燥性鼻炎及萎缩性鼻炎

可食些具有补阴作用的肉食，如猪肉、鸭肉、甲鱼等。也可经常饮用雪梨汁、银耳汤、菊花茶。不宜吃辛辣、燥热之品，如辣椒、胡椒、鱼、虾、羊肉等；不宜多吃巧克力、油炸花生米、炒瓜子等，不宜饮酒、吸烟。

推荐食谱

❖ 慢性鼻炎

（1）百合250克，加水煮至熟烂，加冰糖食用。本品具有补肺益气的功效，适用于鼻炎伴气短乏力、胸闷之症。

（2）桃仁12克，水发，去杂质，加红枣20枚，同煮至桃仁透明酥烂。加糖适量，食用。本方具有补血活血的功效。适用于鼻炎伴舌质红，舌边紫，有瘀点。

（3）新鲜椰子肉150克，榨汁；黑枣20枚，去核；鸡肉100克，切块；枸杞子50克，洗净。上述材料放入碗中隔水蒸熟，加调味品后食之。具有健脾滋阴、益气通窍的功效。适用于鼻炎伴黏稠鼻涕多、头胀重、大便溏薄。

❖ 萎缩性鼻炎

（1）干银耳10克，水发后文火煮烂，加鸡蛋清1~2个，边搅边煮，成银耳羹，每日食用。本方具有润肺补气的功效。适用于萎缩性鼻炎伴口唇干燥。

（2）新鲜柠檬切片，取2片，加冰糖少许，沸水冲泡，代茶饮用。本品具有润燥功效，适用于萎缩性鼻炎伴口唇干燥、容易出血者。

❖ 过敏性鼻炎

因为过敏性鼻炎由多种原因引起，故应针对不同病因采用不同的食疗方法。

肾虚型 症状有鼻流清涕、喷嚏频频、鼻痒不适，经常反复发作，早晚为甚；腰膝酸软、形寒肢冷，遗精早泄，夜尿多，舌质淡苔白，脉濡弱。

（1）鳝鱼煲猪肾：黄鳝100克（切段），猪肾50克，同煲熟，调味食用。

（2）苁蓉金樱羊肉粥：肉苁蓉、金樱子各15克，精羊肉、粳米各50克，细盐少许，葱白2根，生姜3片。先将肉苁蓉、金樱子水煎去渣取汁，入羊肉、粳米同煮粥，待熟时，入盐、生姜、葱白稍煮即可。

（3）菟丝细辛粥：菟丝子15克，细辛3克，粳米50克，白糖适量。将菟丝子洗净后捣碎和细辛水煎，去渣取汁，入米煮粥，粥熟时加白糖即可。

风寒型 症状有鼻塞、喷嚏、流清涕、咳嗽、咽痛、恶风寒、身痛、舌质淡红、苔薄白，脉浮紧。

（1）葱白红枣鸡肉粥：红枣10枚（去核），葱白5根，连骨鸡肉100克，粳米50克，芫荽、生姜各10克。将粳米、鸡肉、生姜、红枣先煮粥，粥成再加入葱白、芫荽，调味服用，每日1次。

（2）神仙粥：生姜3克，连须葱白3根，糯米30克，米醋5毫升。先将糯米洗后与生姜同煮，粥将熟时放入葱白，最后入米醋，稍煮即可。

其他类型 其他原因导致的过敏性鼻炎可以根据需要采用下面的方法：

（1）花生45克（不去衣），粳米50克，同煮为粥，加冰糖适量食用。本方具有补脾胃、去湿邪的功效，适用于过敏性鼻炎伴脾胃虚弱者。

> **营养师提醒**
>
> ### 预防鼻炎的妙招
>
> 冬天感冒后极易患上鼻咽炎。所以要注意保暖，还应坚持锻炼身体，增强抵抗力。空气质量不好的环境最容易引发这类疾病。如室内温度太高，空气干燥，房间内落尘和真菌滋生；家中长期有人吸烟及处在二手烟或污浊的空气中；室内有过度刺激的味道，家中饲养宠物等。因此，要经常开窗换气。想要有效预防鼻咽炎，除应尽量避免接触过敏原及减少环境致病因子外，生活上也要注意忌口和保暖，才能减少或消除鼻咽炎的发生。

（2）茯苓30克，煮水3遍，去渣，留汤，和入面粉250克，猪瘦肉和葱姜拌为馅，制成包子。每日食用数只。本方具有补脾益气、固卫的功效，适用于过敏性鼻炎伴面色黄胖、大便溏稀者。

（3）豆豉10克，煮汤，去渣，加入红糖10克，趁热饮用。本方具有通窍散寒的功效，适用于过敏性鼻炎伴鼻塞畏寒者。

（4）生姜6片，葱白6段，共煮汤，加红糖适量，趁热饮用。本方具有温中散寒通窍的功效，适用于淋雨风吹着凉后过敏性鼻炎发作者。

❖ 慢性化脓性鼻窦炎

（1）菟丝子、山药各9克，枸杞15克，乌龟壳12克，牛膝10克，同煎水，去渣，代茶饮用。本品具有益肾、祛腐通窍的功效。

（2）菊花10克，茉莉5克，用沸水冲泡，饮用。或用此两味药煎沸时蒸汽熏鼻窍。本品具有芳香通窍的功效，适用于鼻渊鼻塞明显者。

注意饮食习惯

预防为主　多饮水，适当休息，不要过度疲劳或熬夜，尽量保证睡眠充足，注意室内空气流通，锻炼身体，增强防御能力，忌生冷辛辣食物。

多吃新鲜的食物或含蛋白质多的食物　如鱼、牛奶、大豆等。

定期检查　慢性鼻咽炎患者应定期随访，进行纤维鼻咽镜检查，便于早期发现鼻咽癌等疾病。

慎食食物　鼻咽炎患者最好少吃梨、西瓜、番茄、椰子、香瓜、橘子、哈密瓜、酒、巧克力、核桃等食品。

秘密60 咽炎，饮食应以易消化、清淡为原则

　　北方的春季干燥多风，呼吸道防御和抵抗病菌的能力下降，容易患咽喉炎。中医讲"咽需液养，喉赖津濡"，意思是咽喉需要津液的濡养，如果津液亏虚或者运行失常，不能到达咽喉，则使咽喉干燥而产生一系列咽喉疾病。

　　咽炎分为急性、慢性两种。急性咽炎，症状可见咽部广泛红肿，属"喉痹"的范畴；慢性咽炎，往往咽部有异物感，中医认为系风热喉痹反复发作，阴津暗耗、虚火上炎，熏灼咽部所致。平素喜好辛辣，肺胃湿热内蕴，又感受外邪，风热搏于咽部易产生不适，如不及时治疗或治疗不彻底，可转成慢性咽炎。

营养处方

　　1.吃富含胶原蛋白和弹性蛋白的食物，如猪蹄、猪皮、蹄筋、鱼类、豆类、海产品等，有利于慢性咽炎损伤部位的修复。

　　2.常摄入富含B族维生素的食物，如动物肝脏、瘦肉、鱼类、新鲜水果、绿色蔬菜、奶类、豆类等，有利于促进损伤咽部的修复，帮助消除呼吸道黏膜的炎症。

　　3.以清淡易消化饮食为宜，如橘子、广柑、菠萝、甘蔗、橄榄、鸭梨、苹果等多汁食物，或多喝水及清凉饮料，但饮料不能太浓。避免烟酒，少吃或不吃煎炸、辛辣等刺激性食物。

　　4.经常饮用一些利咽生津的食疗饮品。

推荐食疗饮品

绿茶蜂蜜饮　绿茶5克，蜂蜜适量。将绿茶置杯中，冲入沸水，加入蜂蜜饮服，每日1剂。可清热利咽，润肺生津。

百合绿豆汤　百合20克，绿豆50克，冰糖适量。将百合、绿豆加清水适量煮熟，加入冰糖饮服，每日1剂。可清热润肺，养阴生津。

绿豆海带汤　绿豆、海带各50克，白糖少许。将绿豆与海带（切丝）放于锅中，加水煮烂，后入白糖调味，每日当茶喝。

罗汉果茶　罗汉果1个，切碎，用沸水冲泡10分钟后饮服，每日1~2次。有清肺化痰、止渴润喉的功效，对慢性咽喉炎，肺阴不足、痰热互结而出现的咽喉干燥不适、喉痛失音、咳嗽口干等病症有一定的调理作用。

胖大海茶　其药性甘淡平和，取1~2颗放在杯子里，用沸水泡开，即可服用。其味微苦不涩，带有清凉之感，可当茶喝。但要注意：胖大海属凉性中药，有虚寒症状者不宜久服。

咽炎的日常调理

- 护理：慢性咽炎病程漫长，较难治愈，所以护理更为重要。要在饮食、居处、劳逸、服药和精神方面全面护理。
- 注意营养：注意饮食营养卫生，保证身体营养平衡，少吃过热、过冷及辛辣刺激食物，保持大便通畅。戒烟酒。
- 环境：保持生活和工作的环境空气新鲜，居室寒暖适宜。

秘密61 肺炎，多吃清肺润肺的 白色食物

在引起肺炎的众多病菌当中，由肺炎球菌引起的肺炎居于首位。肺炎球菌一般寄居在正常人的鼻咽部，一般不会发病，当人体免疫力下降，如劳累，患感冒、慢性支气管炎、慢性心脏病，长期吸烟时，肺炎球菌即可乘机侵入人体引起肺炎。肺炎的主要症状为高热寒战、咳嗽、气短、胸痛，严重者会发生呼吸困难。

养生要点

1.肺炎可导致缺氧，心肌缺氧又影响到神经系统，应及时补充一些含铁、钙丰富的食物，如动物内脏、动物血、瘦肉、虾皮、蛋黄、芝麻、豆制品、茄子、荠菜、苋菜、菠菜等，以提高红细胞携氧功能，营养心肌并保护神经系统。

2.患病时间较长者，常会出现胃肠功能紊乱、呕吐、腹泻等症状，因此，对食物的要求是易消化、高维生素、高热量，并应补充足够水分，采用流质或半流质饮食较适合（如牛奶、羊奶、米汤、新鲜菜汤等）。萝卜、黄瓜、荸荠、橘子、梨、枇杷这些含水分多的蔬果都可常吃。

推荐食物

荸荠 有清热生津、化湿祛痰的功效，对于肺热咳嗽有很好的缓解作用。荸荠含有丰富的维生素和矿物质，能够清热润肺。

莲藕 中医认为，吃藕能起到养阴清热、润燥止渴、清心安神的功效。熟莲藕能清热润肺，对于肺炎有一定的疗效。

木耳 中医认为，黑木耳具有清肺的功效，对于肺炎有很好的辅助治疗效果，有凉血、止血作用，主治咯血、吐血、血痢、崩漏、痔疮出血、便秘带血等症状。

甘蔗 中医认为，甘蔗具有清热解毒、生津止渴、和胃止呕、滋阴润燥、润肺润喉等功效，对咽喉肿痛有一定疗效。

山药 中医认为，山药有生津益肺、补脾养胃的功效。经常食用山药，对于肺虚久咳、虚喘有很好的疗效。

肺炎的其他疗法

1.要卧床休息，但是也要有定期适量的肢体活动，要量力而为，以不疲劳为宜。卧床时要勤翻身，多拍背，经常吐痰。长期卧床的老年患者应经常变换体位，拍背排痰，以免发生坠积性肺炎。

2.在某些呼吸道病原体传播、流行期间，不到人群密集之处，不与感染人群发生密切接触。

3.年老体弱和免疫功能减退者（如糖尿病、慢性肝病、慢性肺病患者），可到医院注射肺炎球菌疫苗、流感疫苗。一旦有病，要及时就诊。

4.不可忽视"小病"，一旦出现发热、咳嗽、咳痰、胸痛及呼吸不畅，就要到医院就诊、治疗，老年人更应如此。

5.要保证充足的睡眠，注意保暖不要受寒。室内注意通风，让空气保持流通、新鲜。

6.多喝水，吃易消化或者流质食物。多吃水果来补充水分和维生素，增强体质。

秘密62 甲状腺结节，少吃致甲状腺肿的食物

甲状腺结节是指由各种原因导致的甲状腺内出现一个或多个组织结构异常的团块，做吞咽动作时会随着甲状腺上下移动。甲状腺结节有单发的也有多发的，多发结节比单发结节的发病率高，而单发结节甲状腺癌的发生率较高，但是总的来看，良性结节占绝大多数。实际上85%~95%的甲状腺结节都是良性的，既不需要用药也不需要手术，但是如果在体检中发现结节，还是建议进一步确诊排除恶性可能，这样更放心。

养生要点

1.合并甲亢的结节宜"忌碘"饮食。**合并甲亢的结节要忌碘饮食，食用无碘盐，禁食海产品**，特别是高碘海产品如紫菜、海带，同时增加优质蛋白质的摄入，多喝水。

2.合并桥本甲状腺炎的结节宜"低碘"饮食。有些甲状腺结节与碘摄入过多有关，**如桥本甲状腺炎，需要低碘饮食，食用碘盐时要限制高碘食物**。

3.甲功正常的结节宜"适碘"饮食。如果仅表现有轻微甲状腺结节，无其他不适，甲功检查正常，则可以正常饮食，食物多样，碘摄入量控制在每天120微克内。

4.均衡饮食，适量摄入提高免疫力的食物。健全的免疫系统能抵抗致病的细菌和病毒。一个人的免疫力除了取决于遗传基因外，还受饮食的影响，因为有些食物的成分能够增强免疫力。这就要求全面均衡地摄入营养，人体缺少任何一种营养素都会出现这样或那样的症状或疾病。在均衡饮食的前提下，适量增加提高免疫力的食物，有助于预防甲状腺结节。

5. 摄入抗压减压的食物。压力过大、焦虑、紧张等情绪都是引发甲状腺结节的导火索，所以建议平时多摄入一些抗压减压、舒缓心情的食物，如香蕉、牛奶、番茄、豌豆等。

推荐食物

三文鱼　三文鱼富含钾，可以缓解紧张情绪，避免因压力过大而加重甲状腺结节病情；其含有的优质蛋白质、硒能提高人体的免疫功能，增强身体素质。

香菇　香菇中含有蛋白质和香菇多糖，可以提高免疫力、刺激身体产生干扰素；其含有的膳食纤维还能促进排毒，对辅助治疗甲状腺结节有帮助。

青椒　富含维生素 C 等多种维生素，有助于提高免疫力、缓解压力；其富含的钾有助于稳定情绪，预防和辅助治疗甲状腺结节。

洋葱　含有的硫化物能够提高人体免疫功能，其含有的钾能缓解紧张情绪，有利于甲状腺结节恢复。

香蕉　富含钾、镁等多种矿物质，能有效调节紧张、压抑的情绪，并能缓解疲劳，对改善甲状腺结节有益，还能辅助预防血压上升。

番茄　所含的番茄红素可保护身体免受自由基损伤，提高对疾病的抵抗能力；其含有的维生素 C、钾还能缓解心理压力，对甲状腺结节的预防和辅助治疗大有帮助。

甲状腺结节的其他疗法

慢跑增强身体素质　慢跑简便易行，不需要特殊的场地和器材，适合各个年龄段的朋友。养成良好的慢跑习惯，可以增强身体素质，防病抗病。

垂钓缓解精神焦虑　垂钓可以让人情绪稳定。人在垂钓时，注意力相对集中，会自然而然忘记许多烦心事，保持平和舒畅的心境。且水边存在丰富的负氧离子，再加上室外空气清新，这些外部环境也有利于让人心情平静。

秘密63 焦虑抑郁，多吃让人开心的食物

如果抑郁的感受是"旷野无人"，那焦虑大概就是"无数份担忧犹如黄金周滚滚人潮般拥挤在心里"。而且，抑郁症和焦虑症常常相伴而来。焦虑型抑郁症，是指抑郁症中混杂着焦虑的情绪。每个人的表现症状都不尽相同，但常见症状有"情绪低落""心烦意乱"等。长时间维持此种状况，会对人体产生极大的伤害，要重视起来，从生活、饮食等方面来调理。

推荐食物

苦瓜 中医认为，抑郁症主要为肝火旺盛、气血凝滞所致，可以多吃一些清热去火的苦瓜。

牛奶 富含色氨酸，能辅助调节情绪。

鱼 富含钙质，能起到安定神经的作用。

牛肉 含镁丰富，镁有"心脏保护神"的美称，能让人摆脱焦虑抑郁的情绪。

鸡肉 富含优质蛋白等营养素。

小米 焦虑烦躁的时候，来一碗暖暖的小米粥，有缓解睡眠、焦虑和抑郁的作用。

焦虑抑郁的其他疗法

运动 当抑郁使人的行动和思维都缓慢下来时，运动能帮助身体和主观感受都慢慢活跃起来；而当焦虑令人觉得百爪挠心、心慌难耐时，运动是释放压力的好方法，能让人从内心安静下来；运动还能帮助身体调节到更好的状态，从而缓解躯体不适、恢复正常的睡眠节律。

找到第一步，踏出去 尽管抑郁和焦虑"狼狈为奸"把脑袋变慢了，没法再像以前那样记住事情，或者很专心致志了，尽管情形也许令人感到"崩溃"、无力做任何事情。请相信，你还是可以做成一件事情最开始的第一步，然后把一件事分解，直到各个步骤都具体且细致，我们就不会再感到难以执行。把注意力放在接下来的那一步上，那又是新的"第一步"。这个策略能让我们不至于被抑郁带来的"无能感"裹挟，因为，至少眼前这一步还是有能力掌控的；当一件事情一步接着一步发展下去时，我们的注意力便会慢慢从"数不尽的担忧"聚焦在我们想专注的事情上。而每一次在焦虑或抑郁状态中做成事情的经验，会帮助我们找到和这些"难过的低调"或者"紧张的不安"共处的方式。

认同自己和自己的情绪 我们不得不接受这样一个事实，偶尔的抑郁和适当的焦虑，都是日常生活的一部分。我们可以接受这个有抑郁和焦虑的自己，而不再是自己和自己作斗争；可以接纳这些坏的感觉，它们总会存在着，并不会、不可能在生活中完全消失。

7

第七章

家常食材中的营养秘密

秘密64　五谷杂粮的营养

粳米：补中益气

性味归经：性平，味甘，入脾、胃经。

营养：大米富含优质蛋白、氨基酸、碳水化合物、维生素、矿物质及微量元素等，含磷质较多，钙质较少。

功效：有补中益气、健脾养胃、通血脉、聪耳明目、止烦、止渴、止泻的功效。大米还可使血管保持柔软，降低血压；其所含有的水溶性膳食纤维，可预防动脉硬化；含有的维生素E有消融胆固醇的神奇作用。

❖ 食用小提示

1.用米汤冲奶粉或作为辅食，对婴儿的发育和健康很有好处。

2.能预防动脉硬化，适合老年人食用。

❖ 烹调小提示

1.煮米饭前，将冷自来水放置一会儿，以免水中的氯破坏维生素B_1。

2.大米洗好，往锅中滴入几滴色拉油再煮，这样米饭不会粘锅。

3.熬米粥时一定不要加碱，碱会破坏大米中的营养素。

❖ 教你巧选购

优质大米颗粒均匀，有光泽，干燥无虫，无沙粒，米灰和碎米极少，闻之有股清香味。质量差的大米颜色暗，碎米和米灰多，潮湿而有霉味。

❖ 教你巧贮藏

1.存米的容器要清理干净，以防生虫。若发现米生虫，将米放在阴凉处晾干，让虫子飞走或爬出，不要将米放在阳光下曝晒。

2.在放米的容器或者米袋里放几瓣大蒜或是用布包数粒花椒，可以防虫。还可以将海带放入大米中，以防生虫。

黑米：补脑补血

性味归经：性温，味甘，入肝、肾经。

营养：黑米中富含氨基酸、硒、铁、锌及多种维生素，多食黑米能补脑补血、健脾益肾、开胃暖肝及辅助治疗风湿性关节炎。

功效：黑米对疼痛、内外伤、头昏、贫血、眼疾、糖尿病、胃溃疡、高血压、心血管等疾病都具有一定的食疗作用。常吃黑米，有乌发效果，还可以改善睡眠。

实用小偏方

- 黄瓜是美容高手，黄瓜片不但可以做面膜，还可与大米煮粥，经常食用，能消除雀斑、增白皮肤。
- 米饭还是去污高手，如果衣服上沾了油渍，可拿小团米饭在油渍处不停按压揉捏，这样就能依靠米的黏性把油渍粘出，再用洗涤剂清洗干净就行了。
- 将黑米、黑豆、黑芝麻一起做粥，常吃有养发、护颜的功效，能改善睡眠，缓解疲劳。
- 跌打、骨折者多吃黑米食品或将黑米捣烂外敷，可加快伤口愈合。

∴ 食用小提示

产妇适宜多吃黑米食品。

∴ 烹调小提示

1.熬黑米粥最好用小火长时间熬，这样才能熬出黑米的醇香和营养。

2.黑米的米粒外有一层坚韧的种皮，不易煮烂，可洗净后，用水浸泡一夜再煮，但泡米水最好不要倒掉，以免营养随水流走。

3.黑米的营养损失会随着淘洗的次数增加而增加，所以淘洗干净即可，不要次数过多，更不要用力搓洗。

∴ 教你巧选购

1.购买时要看黑米的色泽和外观，好的黑米有光泽，米粒大小均匀，很少有碎米、爆腰（米粒上有裂纹），无虫，不含杂质；用嘴品尝，优质黑米微甜，没有异味。

2.将黑米的外表层刮掉，如果里面不是白色，则很可能是染色黑米。

糯米：缓解气短乏力

性味归经： 性温、味甘，入脾、胃、肺经。

营养： 含蛋白质、脂肪、糖、磷、钙、铁、维生素 B_2、烟酸等。

功效： 能补养体气、温补脾胃，缓解气虚所导致的盗汗、妊娠后腰腹坠胀、劳动损伤后气短乏力等症状。

❖ 食用小提示

1.适宜在冬天食用，吃后会浑身发热，有御寒、滋补的作用。

2.糯米能滋补脾胃，对脾胃气虚、常常腹泻的人有较好的疗效。

3.糯米黏滞，不易消化，一次不要吃太多。儿童消化能力弱，最好少食。

❖ 烹调小提示

在蒸煮糯米前要先浸泡两个小时，蒸煮的时间要控制好，否则煮过头的糯米就失去了糯米的香气和原味，时间不够长的话，糯米就会过于生硬。

❖ 教你巧选购

最好选择放了三四个月的糯米，因为新鲜糯米不易煮烂，也较难吸收佐料的香味。

❖ 教你巧贮藏

将蒜头放在米袋内，可防止糯米因保存时间长而生虫，不过也要早吃，以防霉坏。

小米：清胃热，止消渴

性味归经： 味甘、咸，性凉（陈米味苦，性寒），入肾、脾、胃经。

营养： 含蛋白质、淀粉、脂肪、糖类、植物纤维、谷氨酸、丙氨酸和蛋氨酸。

功效： 有清胃热、止消渴、利尿的功效。用于消化不良、反胃作呕、胃热消渴口干、淋病等病症的辅助调养。

❖ 食用小提示

老弱、病人、产妇较为适宜。

❖ 烹调小提示

烹调时不宜放碱。

玉米：抗眼睛老化

性味归经： 味甘，性平，入脾、胃经。

营养： 玉米的纤维素含量为精米面的6～8倍，具有刺激胃肠蠕动、加速粪便排泄的特性，常吃新鲜玉米能使大便通畅，辅助调理便秘和痔疮，减少胃肠病的发生。

功效： 玉米含有黄体素、玉米黄质，尤其后者含量丰富，可以预防老年黄斑性病变的产生，对防治老年常见的眼干燥症、气管炎、皮肤干燥症及白内障等有辅助疗效，是抗眼睛老化的极佳食物。新鲜玉米还能抑制肿瘤细胞的生长，对预防癌症有一定的辅助作用，同时可减轻抗癌药物对人体产生的副作用。玉米还有开胃及降血脂的功效。

> **实用小偏方**
>
> · 把带须的玉米放进锅内，煮熟后把汤水倒出，就是"龙须茶"，是很好的保健茶，可以降血脂、血压、血糖。这种茶可凉血、泻热，夏季暑气重，可去体内的湿热之气。
>
> · 玉米和冬瓜放在一起煮汤，有减脂肪、去水肿的作用。

❖ 食用小提示

发霉的玉米会产生致癌物质，千万不能吃霉变的玉米。

❖ 烹调小提示

煮玉米渣粥和制作窝窝头时，添加少量碱，可使玉米中结合型的烟酸转变为游离型，更易被人体吸收。

❖ 教你巧选购

把玉米面抓在手中反复搓几下后抖落，如手心粘满浅黄或深黄的粉末状物质，则可能是兑的颜料。把少许玉米面放在盛水的器皿中，如果水变混浊，并呈浅黄或深黄色，则说明掺了颜料。

❖ 教你巧贮藏

1.储存生玉米，可以把外皮及须去除，洗净擦干，用保鲜膜包起来再放入冰箱中冷藏保存即可。

2.玉米面易受潮发霉，产生有毒物质黄曲霉素，所以应置于阴凉干燥处保存。

小麦：养心安神

性味归经： 味甘，性平，入心经。

营养： 含淀粉、蛋白质、钙、磷、铁、维生素 E 及帮助消化的淀粉酶、麦芽糖酶等。

功效： 小麦的丁酸盐含量很丰富，能直接抑制大肠细菌的繁殖，是癌细胞生长的强效抑制物质；小麦麸含有丰富的维生素 B_1 和蛋白质，能解热，润脏腑，还能辅助治疗脚气病、末梢神经炎，缓和神经紧张；小麦胚芽有丰富的维生素 E 和人体必需的不饱和脂肪酸，对心血管、皮肤、眼睛、肝脏及乳房等组织有很好的滋养功效，能加速伤口愈合，消除眼部水肿、眼袋及黑眼圈现象。小麦有养心安神、益心补气的作用，可辅助治疗神经衰弱。

❖ 食用小提示

小麦含有少量的氮化物，可起到与镇静剂类似的作用，慢性肝病患者食用后易引起嗜睡甚至昏迷。小麦碾磨得太精细，谷粒表层所含的维生素、矿物质等营养素

实用小偏方

- 炒黑的小麦面、炒黄的小米糠各30克，混合，用红糖水冲服，一日三次分服，对腹泻有一定的疗效。
- 小麦30克，黑豆20克，合欢花20克（用布包好），用水熬好后捞出合欢花，然后喝汤并把麦豆吃下，对失眠有一定的疗效。

和膳食纤维大部分流失到糠麸之中，所以要**多吃粗加工的普通面粉**。

❖ 烹调小提示

做面食时，选择面粉可是有学问的，直接影响面食的外观和味道。一般面粉分三种：

1. 高筋粉（强筋粉、面包粉）。蛋白质含量为 12%～15%，湿面筋重量 >35%。高筋粉适宜制作面包、起酥糕点、泡芙和松酥饼等。

2. 低筋粉（弱筋粉、饼干粉）。蛋白质含量为 7%～9%，湿面筋重量 <25%。低筋粉适宜制作蛋糕、饼干、桃酥类糕点等。

3. 中筋粉（通用粉）是介于高筋粉与低筋粉之间的一类面粉。蛋白质含量为 9%～11%，湿面筋重量在 25%～35% 之间。中筋粉适宜做水果蛋糕，也可用来做面包。

❖ 教你巧选购

尽量在正规的市场购买。购买时要多看、多闻。看包装上是否标明厂名、厂址、生产日期、质量等级、产品标准号等内容，**尽量选用标明不加增白剂的面粉**；看包装封口线是否有拆开重复使用的迹象，若有则为假冒的产品；应选择色泽为乳白色或淡黄色，粒度适中，麸星少的面粉。正常的面粉具有麦香味，若有异味或霉味，就不要购买。另外，还要根据不同的用途选择相应品种的面粉。制作面条、馒头、饺子等要选择面筋含量较高、有一定延展性、色泽好的高筋面粉；制作糕点、饼干及烫面制品则选用面筋含量较低的低筋面粉。

燕麦：调脂减肥美肌肤

性味归经：味甘、性温，入脾、胃经。

营养：燕麦含有不饱和脂肪酸与脂肪酸及可溶性纤维和皂甙素等。

功效：可以降低血液中胆固醇与甘油三酯的含量，既能调脂减肥，又可帮助降

实用小偏方

· 取一个蛋黄和适量燕麦混合，加一小匙蜂蜜，调匀后涂于脸部15~20分钟，然后用毛巾蘸凉水冷敷一下，可美白皮肤。

低血糖，能预防动脉粥样硬化、高血压、冠心病，还有润肠通便的作用。燕麦中富含维生素 E，可以抗氧化、美肌肤，具有很好的美容功效。燕麦还具有补益脾胃、滑肠、止虚汗和止血等功效。

❖ 食用小提示

燕麦营养虽然丰富，但一次不宜吃得太多，否则会造成胃痉挛或者腹部胀气。

❖ 烹调小提示

避免长时间高温煮燕麦片，以防止维生素被破坏。

薏苡仁：利水健脾

性味归经： 味甘、淡，性凉；入脾、胃、肺经。

营养： 含薏苡仁油、薏苡仁酯、脂肪、氨基酸等。

功效： 有增强人体免疫功能、抗菌抗癌、利水、健脾、除痹、清热排脓的功效。薏苡仁可用来辅助治疗水肿、脚气、脾虚泄泻，也可用于肺痈、肠痈等病。

❖ 食用小提示

薏苡仁有一定的抗癌作用，特别适合癌症患者在放疗、化疗后食用。

❖ 烹调小提示

煮粥前用清水浸泡半个小时，然后小火慢煮。

❖ 教你巧选购

选购薏苡仁时，以粒大、饱满、色白、完整者为佳品。

❖ 教你巧贮藏

1.薏苡仁夏季受潮极易生虫和发霉，应贮藏于通风、干燥处。贮藏前要筛除薏苡仁中的粉粒、碎屑，以防止生虫和生霉。

2.少量薏苡仁可密封于缸内或坛中；

实用小偏方

- 糯米、薏苡仁、栗子、银耳煮粥，再加入牛奶和冰糖，能滋润养颜，有助睡眠。
- 赤豆、薏苡仁、红枣熬粥，适用于更年期有肢体水肿、皮肤松弛、关节酸痛者食用。

对已发霉的可用清水洗净后再晒干，如发现虫害要及时用硫黄熏杀。

黄豆：预防女性乳腺癌

性味归经： 味甘、性平寒，入脾、大肠经。

营养： 富含蛋白质、糖类、脂肪、钙、磷、铁、B 族维生素、维生素 E、异黄酮等。

功效： 可增强人体的抵抗力，黄豆中含有一种蛋白酶，可抑制皮肤癌、膀胱癌，尤其对女性乳腺癌的抑制更为明显。经常食用黄豆或黄豆制成的食物，可预防动脉粥状硬化，促进血液循环。

⁎ 食用小提示

1.大豆纤维可以加快食物通过肠道的时间，适合减肥者食用。

2.黄豆不宜生吃。黄豆在消化过程中易产生气体，造成腹胀，因此有严重肝病、肾病、痛风、消化不良和慢性消化系统疾病的人应少吃。

⁎ 烹调小提示

黄豆炒熟，磨成粉后即可食用，可以加牛奶、蜂蜜冲泡。煮黄豆前，<u>先把黄豆用水泡一会儿</u>，这样容易熟，煮的时候放一些盐，这样比较容易入味。

实用小偏方

- 在炖鸡的时候加入一些黄豆同煮，不仅肉嫩、熟得快，而且能提高营养价值。
- 黄豆粉、绿豆粉加蛋清调成糊状，敷在脸上，15分钟后用清水洗去，可保湿，去除皮肤的脏物，还能去痘。

⁎ 教你巧选购

颗粒饱满、大小颜色一致且无杂色、霉烂、虫蛀、破皮的是好黄豆。

⁎ 教你巧贮藏

1.将黄豆晒干，再用塑料袋装起来，放在阴凉干燥处保存。

2.夏天，为防止细菌繁殖而发酵、变质，浸泡时最好放到冰箱里。

绿豆：解暑止渴

性味归经：绿豆性凉，味甘，入心、胃经。

营养：绿豆中含蛋白质、脂肪、糖类、钙、磷、铁、胡萝卜素、维生素 B_1、维生素 B_2、烟酸、磷脂等。

功效：能解暑止渴，清热解毒，利小便，止消渴，对治疗痈肿、水湿泻痢及农药中毒等症有一定疗效。

❖ 食用小提示

1.绿豆具有解毒的功效，体质虚弱和正在吃中药的人不要多吃。

2.绿豆性凉，脾胃虚寒、肾气不足、腰痛的人不宜多吃。

❖ 烹调小提示

煮绿豆忌用铁锅，因为豆皮中所含的单宁质遇铁后会发生化学反应，生成黑色的单宁铁，并使绿豆的汤汁变为黑色，影响味道及人体的消化吸收。

❖ 教你巧选购

正常的绿豆应为青绿色或黄绿色，如是褐色，说明其品质已经变了。如表面白点多或绿豆中空壳较多，说明已被虫蛀。

❖ 教你巧贮藏

将绿豆在日光下曝晒 5 个小时，然后趁热密封保存。

实用小偏方

- 夏季儿童易生疮疖痈肿，可经常喝些绿豆汤，并用醋调和绿豆粉外敷患处。
- 用绿豆和白萝卜煎汤食用，有助于预防流感。

秘密65　蔬菜的营养

韭菜：补肾益阳

性味归经： 味辛，性温，入肝、胃、肾经。

营养： 韭菜含有蛋白质、脂肪、碳水化合物、粗纤维、钙、磷、钾、胡萝卜素、维生素 C、硫胺素、核黄素、抗坏血酸等营养成分。

功效： 具有温中下气、补肾益阳等功效，还有很好的消炎杀菌作用，可用于白带、寒性闭经、阳痿等的辅助治疗。

❖ 食用小提示

1.腰膝无力、肾虚者可常吃韭菜炒河虾。

2.阴虚火旺者及有眼疾、消化不良或肠胃功能较弱的人，吃韭菜会胃灼热，不可多食。

❖ 烹调小提示

韭菜可炒食，荤素皆宜；可做馅，风味独特。由于韭菜切开遇空气后，味道会加重，所以烹调前再切较好。

❖ 教你巧选购

春季食用有益于养肝。初春时节的韭菜品质最佳，晚秋的次之，夏季的最差。

❖ 教你巧贮藏

新鲜韭菜洗净后切成段，沥干水分，装入塑料袋后，再放进冰箱冷冻室，其鲜味可保存较长时间。

实用小偏方

- 将韭菜搅成汁，一次饮用一小杯，一日三次，可净化血液，改善体质。
- 将韭菜捣碎加面粉搅成糊状，敷在扭伤或瘀血的部位，有助于伤处恢复。

芹菜：降血压

性味归经：味甘，性凉；入肺、胃、肝经。

营养：含蛋白质、钙、磷、铁、挥发油等，含钙量较高。

功效：清热利湿，降压降脂，增进食欲，消除疲劳。用于尿血、高血压、高脂血症、糖尿病、白带恶臭、小便不利、便秘、尿痛、黄疸等病症的调养。

∴ 食用小提示

芹菜可以调控血压，高血压病及其并发症患者食用较好；血管硬化、神经衰弱者也宜多吃。但血压偏低者慎用。芹菜性凉质滑，脾胃虚寒、肠滑不固者谨慎食用。

∴ 烹调小提示

1.芹菜叶中所含的胡萝卜素和维生素C比芹菜茎多，因此吃时不要把能吃的嫩叶扔掉。

2.烹调实心片菜切丝、切段均适宜，而空心芹菜不宜切丝，只能加工成段，否则容易从中断裂、翻卷不成形，影响菜品的美观。

∴ 教你巧选购

常见芹菜有空心芹菜和实心芹菜两种。实心芹菜颜色深绿、腹沟窄，而空心芹菜则颜色稍浅、腹沟宽。最好购买实心芹菜。

∴ 教你巧贮藏

储存芹菜时，可用报纸包裹，然后直立放在阴凉干燥处。

实用小偏方

熬夜后，早上来杯鲜芹菜汁，能迅速补充体内失去的维生素，也能去掉黑黑的眼圈。

菠菜：调理贫血、便秘

性味归经： 味甘，性凉，入肠、胃经。

营养： 含蛋白质、脂肪、糖类、胡萝卜素、钙、磷、铁、叶酸、维生素等。

功效： 有滋阴润燥、养血止血、刺激腺体分泌的作用。可用于贫血、虚弱体质、便秘、消化不良、风湿、痛风、感冒、糖尿病的预防和改善等。

❖ 食用小提示

1.菠菜烹熟后软滑易消化，特别适合老、幼、病、弱者食用。也适合计算机工作者、爱美的人群常食。

2.糖尿病患者经常吃些菠菜有利于血糖保持稳定。

3.婴幼儿和缺钙、软骨病、肺结核、肾结石、腹泻的人不宜多食菠菜。

❖ 烹调小提示

菠菜含草酸较多，有碍机体对钙的吸收，所以吃菠菜时宜先用沸水烫软，捞出再炒，这样会降低草酸含量。同时，应尽可能地多吃一些碱性食品，如海带、蔬菜、水果等，以促使草酸钙溶解排出，防止结石。

实用小偏方

将菠菜捣烂取汁，每周洗脸2次，可清洁皮肤毛孔，减少皱纹及色斑，保持皮肤光洁。

❖ 教你巧选购

要选个大、叶柄粗、叶片肥大的菠菜。

❖ 教你巧贮藏

贮藏前要去除烂叶、黄叶。

苋菜：促进造血功能

性味归经： 味甘，性寒，无毒，入肺、大小肠经。

营养： 富含蛋白质、糖类、钙、磷、铁、维生素C等。红苋菜含钾、镁、钠、氯等均较丰富。

功效： 有清热凉血、利湿解毒、收敛止泻的功效。对痢疾、油漆过敏等有一定疗效。苋菜富含铁、钙和维生素 K，有促进凝血、增加血红蛋白含量并提高氧携带能力、促进造血等功能，贫血、骨折之人宜常食用。苋菜有"补血菜""长寿菜"之称。

❖ 食用小提示

1.适合老、幼、妇女、减肥者食用。苋菜清热解毒，夏季食用较好。

2.苋菜清热利窍，滑胎易产，孕妇平时不宜食用，适宜临产时食用，与马齿苋同食更好；也适宜产后瘀血腹痛时食用。

3.消化不良、脾胃虚弱、易发生腹泻之人应少食。

❖ 烹调小提示

1.苋菜食用前，最好用开水焯烫，可以去除所含植酸以及菜上的农药。

2.苋菜焯烫、炒制时间不宜过长，以免营养流失。

❖ 教你巧选购

苋菜有红苋和白苋之分，红苋含铁较多，以叶片新鲜、无斑点、无花叶的苋菜为好。

❖ 教你巧贮藏

苋菜的储存期不长，在 7℃以下还会发生冷害。购买后应尽快将其温度降至 15℃以下，最好能于 8～10℃储存。储存后须避免长期冷凝水附着叶面，否则叶片极易腐烂。

常吃苋菜帮助减肥

· 苋菜的减肥功效很强，常吃可以减肥轻身，促进排毒，防止便秘。

莴笋：促进乳汁分泌

性味归经： 味苦，性寒，入心、胃经。

营养： 含糖类、钙、磷、铁、维生素 C 等。

功效： 有利尿、通乳之功效，用于水肿、产妇乳汁少。莴笋中所含的氟元素，可参与牙釉质和牙本质的形成，参与骨骼的生长。莴笋中的含碘量高，有利于人体的基础代谢和体格发育。

❖ 食用小提示

1. 神经官能症、高血压、心律不齐和失眠患者，以及小便不通、尿血及水肿者宜食。莴笋含有丰富的氟元素，参与牙釉质和牙本质的形成，也参与骨骼的生长过程，所以儿童宜多吃。

2. 莴笋中的钾是钠的 27 倍，有利于促进排尿，维持水平衡，对高血压和心脏病患者很有好处。

3. 秋季易患咳嗽的人，可多吃莴笋叶止咳。

4. 莴笋中某种物质对视神经有刺激作用，会引起头昏、嗜睡的中毒反应，所以视力弱者、有眼疾者，特别是夜盲症患者不宜多食。

❖ 烹调小提示

1. 莴笋肉质细嫩，生吃热炒均相宜。莴笋叶的营养价值更高，烹调时宜带叶烹调。

2. 莴笋怕咸，盐要少放一点。

❖ 教你巧选购

购买莴笋宜选茎长粗大，肉质细嫩、多汁，新鲜无枯叶、无抽薹和空心、无苦涩者。

❖ 教你巧贮藏

将选好的莴笋扎成小捆，放入保鲜袋中，置于 0℃储藏，温度越稳定，贮藏效果越好。

空心菜：清热解毒

性味归经： 性微寒，味甘，入胃、大肠经。

营养： 空心菜富含维生素、矿物质和膳食纤维。

功效： 有清热解毒、凉血止血、润燥滋阴、除湿通便等功效。

❖ 食用小提示

1.空心菜含有胰岛素成分，能降低血糖，可作为糖尿病患者的食疗蔬菜。空心菜含纤维素较多，可刺激胃肠蠕动，促进排便，大便干结者宜食。

2.空心菜性寒，故体质虚弱、脾胃虚寒、大便泄泻者不宜多食。

❖ 烹调小提示

1.可采用"一洗二浸三烫四炒"的方法去除空心菜中的大部分残留农药。可炒食、煮面、做汤，也可用沸水焯后加调料凉拌，生熟均宜，荤素皆佳。

2.炒空心菜时宜大火快炒，以免营养流失。

3.空心菜买回后，很容易因为失水而发软、枯萎，炒菜前将它在清水中浸泡约半小时，就可以恢复鲜嫩、翠绿的质感。

❖ 教你巧选购

选空心菜时，最好挑选茎叶比较完整、新鲜细嫩、不长须根的。

❖ 教你巧贮藏

空心菜的叶子容易黄、蔫，可以先将空心菜的叶子摘下来食用，留下的茎第二天吃也不会变色。

实用小偏方

- 空心菜性凉，捣成汁后服用可解食物中毒，外用还可消肿、去毒。

圆白菜：提高免疫力

性味归经：味甘，性平，归脾、胃经。

营养：圆白菜含有维生素 C 和维生素 E。

功效：可以抗氧化，抵抗衰老，提高人体免疫力，还可增进食欲，促进消化，预防便秘。

❖ 食用小提示

圆白菜富含叶酸，孕妇、贫血患者适合多吃。圆白菜对血糖、血脂有调节作用，是糖尿病和肥胖病患者的理想食品。

✣ 烹调小提示

采用急火快炒法，则损失维生素C最少。炒菜时，火力要大，待油温升高后再放入蔬菜，迅速成菜；做汤时，等汤煮开后再加菜，煮时应加盖。

✣ 教你巧选购

要选颜色发绿、没有虫洞、没有黑点的圆白菜，口感好也容易清洗；不要挑发白、坚实如石头的圆白菜。

✣ 教你巧贮藏

圆白菜富含维生素C，如果存放时间较长，维生素C会大量流失，所以最好现吃现买。

茄子：降低胆固醇

性味归经：味甘，性凉，归脾、胃、大肠经。

营养：富含碳水化合物、蛋白质、维生素C、维生素P、钙等。

功效：维生素P能使血管壁保持弹性和生理功能，使血液中胆固醇水平不致增高，减少患黄疸病、肝大、痛风及动脉硬化的概率，防止血管硬化和破裂，有助于防治高血压、冠心病、动脉硬化和出血性紫癜，能清热止血、消肿止痛。茄子还含有龙葵素，对胃及十二指肠溃疡、慢性胃炎、消化系统疾病有一定疗效。

✣ 食用小提示

1.茄子不能生吃。特别是秋后的老茄子含有较多茄碱，对人体有害，熟食也不宜多吃。

2.消化不良、体弱胃寒的人不宜多吃。

✣ 烹调小提示

1.切开的茄子可用清水浸泡一下再烹制，这样可防止茄子变黑。

2.茄子宜采取清蒸的方式，能更大限度地保存营养素。茄子不宜去皮，否则会使皮中的芦丁、花青素等流失。

❖ 教你巧选购

嫩茄子颜色乌黑，重量小，花萼下面有一片绿白色的皮。老茄子颜色光亮，重量大。

❖ 教你巧贮藏

准备保存的茄子不要用水洗，应选择阴凉通风处存放，要防雨淋、防晒、防磕碰、防受热。

番茄：保护前列腺

性味归经： 味甘、酸，性微寒；入肝、胃、肺经。

营养： 富含蛋白质、脂肪、膳食纤维、糖类、番茄红素及多种微量元素等。

功效： 有生津止渴、健胃消食、凉血平肝、清热解毒、抗癌、抗真菌、抗炎、平喘的功效。番茄素有抑制细菌、助消化、利尿和保护前列腺的作用。用于肿瘤、齿龈出血、高血压、热病口渴的辅助调养。它还含有一种抗癌、抗衰老的物质谷胱甘肽，能使体内某些细胞推迟衰老，并使癌症患病率下降。

❖ 食用小提示

1.番茄多汁，可以利尿，肾炎病人适宜食用。番茄性微寒，脾胃虚寒者不宜多食。

2.空腹时不宜大量食用，否则易引起腹痛、呕吐。

3.番茄变红成熟后，有害物质龙葵碱才基本消失，所以不宜食用未成熟的番茄，易发生龙葵碱中毒，出现恶心、呕吐、流涎及全身疲乏等症状，严重的还会危及生命。

❖ 烹调小提示

1.将番茄洗净，放入沸水中烫一下，再浸入冷水，用刀在顶上轻轻划个十字，

实用小偏方

- 将番茄切开，擦在有雀斑处，能使雀斑逐渐减少。
- 番茄切成片，加几滴橄榄油，然后将番茄片敷在脸上，可使皮肤细嫩光滑。

就可以轻松地剥掉外皮。

2.不宜长久加热烹制后食用，以免维生素损失过多。

∴ 教你巧选购

要选择较红的番茄，因为越红越成熟，所含的番茄红素越多。

丝瓜：促进乳汁分泌

性味归经： 味甘，性平，归肝、胃经。

营养： 丝瓜含瓜氨酸、糖类、蛋白质、钙、磷等。丝瓜中含有防止皮肤老化的维生素 B_1，增白皮肤的维生素 C 等成分。

功效： 能保护皮肤、消除斑块，使皮肤洁白、细嫩，有清暑凉血、解毒通便、清热解毒、止咳平喘、祛风化痰、润肌美容、通经络、行血脉、下乳汁等功效。

∴ 食用小提示

用于乳汁不行、腮腺炎、月经不调、身体疲乏者的调养。

∴ 烹调小提示

1.丝瓜汁水丰富，有"美人水"之称，宜现切现做，以免营养成分随汁水流失。

2.烹制丝瓜时应注意尽量保持清淡，油要少用，可勾稀芡，用鸡精或胡椒粉提味，这样才能显示丝瓜香嫩爽口的特点。丝瓜入锅后，加适量清水炖煮，可以保持丝瓜青翠的色泽。

∴ 教你巧选购

表皮鲜嫩，瓜体坚挺，无刮痕、无黑皮的为好；瓜体发软、变黑的丝瓜已经不新鲜了。

南瓜：促进毒素排出

性味归经： 味甘，性温，入脾、胃经。

营养： 含多种氨基酸、胡萝卜素、B 族维生素、维生素 C、脂肪、糖类、纤维素、果胶、锌、钴等。

功效： 有补中益气、消炎止痛、解毒杀虫等功效。南瓜中的果胶有很好的吸附性，能黏附和消除体内细菌毒素和其他有害物质，如重金属中的铅、汞和放射性元素，起到解毒作用，还可以保护胃肠道黏膜，免受粗糙食品刺激，促进溃疡面愈合，适宜于胃病患者。南瓜含丰富的钴，能促进新陈代谢，促进造血功能，并参与人体内维生素 B_{12} 的合成，是人体胰岛细胞所必需的微量元素，对防治糖尿病、降低血糖有特殊的疗效。南瓜能消除致癌物质亚硝胺的突变作用，有防癌功效，并能帮助肝、肾功能的恢复，增强肝肾细胞的再生能力。

❖ 食用小提示
适用于糖尿病，肥胖者。

❖ 烹调小提示
南瓜最好不与羊肉同食。

❖ 教你巧选购
尽量选择瓜蒂坚硬完好的南瓜，南瓜以全身无黑点和伤痕为好。长把南瓜面、甜，口感好，适合熬汤。

黄瓜：减肥，解烦渴

性味归经： 味甘，性凉，入胃、膀胱经。

营养： 含糖类、多种游离氨基酸、维生素 B_2、维生素 C 和挥发油。

功效： 能抑制糖类物质转变为脂肪，可减肥和预防冠心病，扩张血管，减慢心率，降低胆固醇，降血压，降血糖，抗氧化，抗衰老，有清热解毒、利水、解烦渴等功效。

❖ 食用小提示
用于烫伤、小儿热病、四肢水肿、红眼病、火烫灼伤、小儿食积、风热腹泻、湿热痢疾、白癜风、糖尿病等的辅助调养。

❖ 烹调小提示

黄瓜中维生素较少，因此常吃黄瓜时应同时吃些其他的蔬菜瓜果。

苦瓜：清暑解热降血糖

性味归经：味苦，性寒，入脾、胃、心、肝经。

营养：含糖、微量脂肪、蛋白质、钙、磷、维生素等。

功效：有清暑解热、解毒、降脂、降血糖的功效。也可用于中暑发热、烦热口渴、痢疾、高脂血症、糖尿病、眼疼、痈肿等症的调养。

❖ 食用小提示

1.苦瓜能降低血糖，是糖尿病患者的理想食疗菜品。

2.生吃苦瓜能达到减肥瘦身的效果，但脾胃虚寒者不适合生食，食之会吐泻腹痛。

3.有抗精子作用，准备生育的男性不宜多食。苦瓜素有堕胎作用，孕妇不宜多食。

❖ 烹调小提示

苦瓜切后先加少许盐腌至软，再洗净沥干水，用滚油爆透，瓜肉吸收了油，转成翠绿色，便可加入其他配料烹调，这些步骤除可减少苦瓜的苦味外，还能保留瓜肉的鲜味。

❖ 教你巧选购

选购时应注意以果皮鲜亮、肉质结实而不柔软者为最佳，假如果肉呈红色及有裂缝，最好不要买。

❖ 教你巧贮藏

放入冰箱前要包上保鲜袋，因苦瓜的贮存温度为 10～13℃，太高或太低都会缩短保存期限。

冬瓜：利尿消肿

性味归经： 味甘、淡，性凉，入肺、大肠、小肠、膀胱经。

营养： 含蛋白质、糖、粗纤维、无机盐、钙、磷、铁、胡萝卜素、维生素 B_1、维生素 B_2、烟酸、维生素 C、树脂等。

功效： 有利尿消肿、清热解毒、化痰的功效。用于肾炎水肿、咳嗽、中暑高热、慢性气管炎、妊娠水肿、鱼蟹或河豚中毒、糖尿病等疾病的调养。冬瓜中还含有丙醇二酸，常食有助于减肥。

❖ 食用小提示

1.春夏季常食，减肥效果好。

2.久病与阴虚火旺者应少食。

❖ 烹调小提示

1.冬瓜连皮一起煮汤，可利尿。

2.冬瓜与肉类煮汤时，需后放，然后小火慢炖，可防止冬瓜过烂。

洋葱：扩张血管降血压

性味归经： 味辛，性温，入心、脾、胃经。

营养： 洋葱在欧洲被誉为"菜中皇后"，其营养成分丰富，除不含脂肪外，含蛋白质、糖、粗纤维及钙、磷、铁、硒、胡萝卜素、硫胺素、核黄素、烟酸、抗坏血酸等多种营养成分。

功效： 有抗菌灭虫、降血脂、降血糖、扩张血管、降血压、增加胃肠分泌等功效。用于血脂异常、胸闷、咳嗽、痰多浓稠、百日咳痰稀而白、风湿性关节炎等病症的辅助调养。

❖ 食用小提示

1.不可过量食用，因其易产生挥发性气体，过量食用会产生胀气和排气过多。

2.凡有皮肤瘙痒性疾病和患有眼疾、眼部充血者应慎食。

❖ 烹调小提示

1.切洋葱前将洋葱浸入热水中3分钟后再切，就不会刺激眼睛。

2.洋葱以嫩脆有一些微辣为佳，不宜烹调加热过久。

❖ 教你巧选购

洋葱以葱体完整、表皮光滑、无伤痕或裂开者为佳。

> **实用小技巧**
>
> - 如果得了伤风感冒，可以将洋葱加热食用，疗效很好。
> - 红皮洋葱因含有较多的抗氧化剂，食疗效果比白皮洋葱要好很多。

❖ 教你巧贮藏

买来的洋葱头晾干，放在凉爽、干燥、通风的地方，能贮藏很长时间。如用塑料袋包住或放入冰箱，反而容易闷软、变质、发芽。

土豆：润肠通便

性味归经：性平，味甘，入胃、大肠经。

营养：含糖类、蛋白质、维生素C、钙、磷等。

功效：有和胃调中、健脾益气、补血强肾等多种功效。土豆富含维生素、钾、纤维素等，可预防癌症和心脏病，帮助通便，增强机体免疫力。

❖ 食用小提示

1.肝功能障碍者不宜食用。

2.土豆含蛋白质少、含钾量高，适合低蛋白饮食的肾病患者食用。

3.土豆也可作为糖尿病病人的日常饮食，它不会使血糖升得过高，又可以增加饱腹感。但要减少主食。

❖ 烹调小提示

1.把土豆切好、冲洗后沥水，再入锅炒，它就不会粘在锅底了。

2.削土豆时，应只削掉一层薄皮，因为土豆皮下面的汁液有丰富的蛋白质。

3.土豆削皮后如不马上烧煮，要浸在凉水里，不然会发黑，但不能浸泡太久，以免其营养成分流失。

皮色发青、未成熟或发芽的土豆不能吃，以防龙葵素中毒。

土豆需要放在干燥、通风和避光的地方。

萝卜：止渴祛痰

性味归经：性凉，味辛、甘，入肺、脾经。

营养：含葡萄糖、维生素C、钙、磷、铁等。

功效：有降气祛痰、消食行滞的功效。用于辅助治疗食积腹胀、咳嗽痰多、反胃吐食、便秘食积、高脂血症等。萝卜含有的淀粉酶还能分解致癌物亚硝胺，有防癌作用。

食用小提示

1.生萝卜汁加蜂蜜，可辅助治疗高血压和动脉硬化。

2.白萝卜洗净切片或丝，加糖凉拌或热炒，能降气化痰平喘，适合患急慢性气管炎或咳嗽痰多、气喘者食用。

3.萝卜为寒凉蔬菜，阴盛偏寒体质者、脾胃虚寒者不宜多食，胃及十二指肠溃疡、慢性胃炎、先兆流产、子宫脱垂等患者慎食萝卜。

4.萝卜生吃升气，熟吃可以顺气。

5.服用人参、西洋参、地黄和首乌时不要同时吃萝卜。但在服用人参、西洋参后出现腹胀时则可以吃萝卜以消除腹胀。

烹调小提示

1.在萝卜顶部3~5厘米处维生素C含量最多，宜于切丝、条，快速烹调。

2.萝卜中段含糖量较多，质地较脆嫩，可做凉拌菜。

实用小偏方

- 将萝卜捣碎，加蜂蜜水煎煮，细细咀嚼，有止吐作用。
- 将萝卜皮捣烂取汁，加入等量开水，用来洗脸，可以使皮肤清爽滑润。

3.萝卜从中段到尾段，有较多的淀粉酶和芥子油一类的物质，有辛辣味，削皮生吃，是糖尿病患者用来代替水果的上选。

❖ 教你巧贮藏

萝卜最好能带泥存放，如果室内温度不太高，可放在阴凉通风处。

胡萝卜：补肝明目

性味归经：性平，味甘，入肺、脾经。

营养：富含糖类、脂肪、胡萝卜素、维生素 A、维生素 B_1、维生素 B_2、挥发油、胡萝卜碱、钙、磷等。

功效：有健脾和胃、补肝明目、清热解毒、壮阳补肾、降低血糖、抗衰老、防治肿瘤的功效。可用于夜盲症、角膜干燥症、视物模糊、高血压、糖尿病等症的辅助治疗。

❖ 食用小提示

1.胡萝卜含有一种能降低血糖的物质，是糖尿病患者的健康食品。

2.饮酒者不宜吃胡萝卜，因为胡萝卜素与酒精一同进入人体后，会在肝脏中产生毒素，导致肝细胞损害。

3.大量摄入胡萝卜素会令皮肤的色素产生变化，变成橙黄色。

❖ 烹调小提示

1.胡萝卜素和维生素 A 是脂溶性物质，应用油炒熟或和肉类一起炖煮后再食用，以利吸收。

2.胡萝卜最好不要削皮吃，因为胡萝卜素主要存在于皮下。

3.炒胡萝卜不要放醋，因为醋影响营养素的吸收。

山药：健脾补肺

性味归经：味甘、性平，入脾、肺、肾经。

营养：含皂甙、精氨酸、淀粉酶、淀粉及磷、钙、维生素 C 等。

功效：有健脾补肺、固肾益精、增强免疫的功效。可用于糖尿病、子宫脱垂、遗精滑精、脾虚泄泻、小儿泄泻等病症的辅助调养。

❖ 食用小提示

山药有收涩的作用，大便燥结者不宜食用。

❖ 烹调小提示

1.做山药泥时，将山药先洗净再煮熟去皮，这样不麻手，而且山药洁白如玉。

2.山药削皮放入醋水中，可防止变色。

3.山药生吃比煮着吃更容易发挥所含的酶的作用。

4.把山药切碎比切成片食用更容易消化吸收其中的营养物质。

5.山药做熟即可，不要蒸煮时间太长，以免破坏淀粉酶。

红薯：促进胃肠蠕动

性味归经：味甘、性平，入脾、胃、大肠经。

营养：红薯含有丰富的淀粉、膳食纤维、胡萝卜素、维生素 A、B 族维生素、维生素 C，以及钾、铁、铜、硒、钙等 10 余种微量元素和亚油酸等，营养价值很高，被营养学家们称为营养均衡的保健食品。

功效：有补中、和血、暖胃、肥五脏的功效。红薯含有大量不易被消化酶破坏的纤维素和果胶，能刺激消化液分泌及肠胃蠕动，从而起到通便作用。红薯中还含有一种类似雌性激素的物质，对保护人体皮肤、延缓衰老有一定的作用。

❖ 食用小提示

1.红薯与玉米面煮粥，经常食用对胃癌、肠癌患者有一定的治疗或辅助治疗作用。

2.表面出现黑褐色斑块的红薯不要食用，以免引起中毒。

❖ 烹调小提示

煮或蒸红薯时，等水煮开或蒸笼冒热气时，再将红薯放入，然后用文火烧，使锅中的水不沸腾。这样烧十多分钟后，再用旺火煮熟，红薯会特别香软。

❖ 教你巧选购

应选外皮完整结实、表皮少皱纹，且无斑点、无腐烂的红薯。

❖ 教你巧贮藏

红薯不宜冷藏，放在阴凉处可保存1~2个月。

秘密66　肉类、水产的营养

牛肉：益气血，养五脏

性味归经：味甘，性平，入脾、胃经。

营养：含蛋白质、脂肪、少量钙、磷、铁、维生素 B_1、维生素 B_2、胆固醇。

功效：有补脾胃、养五脏、益气血、强筋骨的功效。适用于虚损、腰膝酸软无力、脾虚食少、水肿、中气下陷、气短体虚、筋骨酸软、贫血久病及面黄目眩之人食用。

❖ 食用小提示

1. 牛肉为发物，患疮疡湿疹者慎用。

2. 内热盛者忌多食。

3. 不宜与栗子同食。

4. 牛肉不宜多吃，最好一周一餐，每餐80克左右。

❖ 烹调小提示

1.用啤酒将面粉调稀，淋在切好的牛肉片上，拌匀后腌30分钟再炒，可增加牛肉的鲜嫩程度。

2.炖牛肉要使用热水，不要加冷水，热水可以使牛肉表面的蛋白质迅速凝固，防止肉中氨基酸流失，保持肉味鲜美。

3.牛肉不易熟烂，烹制时放一个山楂、一块橘皮或一点茶叶，可以使其易烂。

> **实用小妙招**
>
> - 牛肉的纤维组织较粗，结缔组织又较多，应横切，将长纤维切断，不能顺着纤维组织切，否则不仅没法入味，而且嚼不烂。

❖ 教你巧选购

1.新鲜牛肉有光泽，红色均匀，脂肪洁白或呈淡黄色；变质肉色暗、无光泽，脂肪呈黄绿色。新鲜肉外表微干或有风干膜，不黏手，弹性好；变质肉外表黏手或极度干燥，新切面发黏，指压后凹陷不能恢复，留有明显压痕。

2.老牛肉肉色深红、肉质较粗；嫩牛肉肉色浅红，肉质坚而细，富有弹性。

猪肉：滋阴润燥

性味归经：味甘、咸，性平，入脾、胃、肾经。

营养：含蛋白质、脂肪、糖类、无机盐、维生素等营养成分。

功效：有滋阴润燥的功效。用于慢性营养不良、软骨病、小儿遗尿等症。瘦猪肉含脂肪少，是肝病患者的滋补佳品。

❖ 食用小提示

1.猪肉中所含人体必需脂肪酸，容易吸收，有利于健康。但脂肪、胆固醇含量也高，服降压药和降血脂药时不宜多食，因为脂肪会降低药效。

2.禁食猪甲状腺，若误食可引起呕吐、抽搐、心悸等中毒症状。

3.禁食猪肾上腺和有病变的淋巴结，否则易引起急性中毒。

教你巧选购

一看：健康猪肉切面有光泽，呈棕色或粉红色，无液体流出；劣质猪肉肌肉无弹性，切面光滑、呈暗紫色或暗红色，平切面有淡黄色或粉红色液体。二闻：健康猪肉无异味；劣质猪肉有血腥味、尿臊味、腐败味。三触摸：健康猪肉有弹性；劣质猪肉肌肉间毛细血管淤血，无弹性。

羊肉：温中补虚

性味归经：味甘，性温，入脾、胃、肾经。

营养：含蛋白质、脂肪、钙、磷、铁、维生素类，含胆固醇较高。

功效：有温中补虚的疗效。用于辅助治疗脾胃虚寒、身体瘦弱、畏寒；肾阳虚所致的腰膝酸软、子宫冷痛、阳痿；产后血虚、经寒所致的小腹冷痛等症。

食用小提示

外感引起的发热或湿热证以及口干舌燥、咽喉肿痛、牙痛、口臭、咳嗽痰黄稠、口渴喜冷饮、便干、便秘、尿黄等症慎用。

烹调小提示

烹炒羊肉前，把它切成块后放入锅中，加入水和适量米醋，煮沸后捞出，就可以去掉其中的膻味。

教你巧选购

1.新鲜羊肉肉色鲜红而均匀，有光泽，肉质细而紧密，有弹性，外表略干，不黏手，气味新鲜，无其他异味。不新鲜的羊肉肉色深暗，外表黏手，肉质松弛无弹性，略有氨味或酸味。变质的羊肉色暗，外表无光泽且黏手，有黏液，脂肪呈黄绿色，有异味甚至臭味。

> **实用小偏方**
>
> · 羊肉与山药用豆浆炖烂，吃肉喝汤，可以补气养血，适用于气血虚弱所致的乳房偏小者。

2.老羊肉肉色较深红，肉质略粗，不易煮熟。小羊肉肉色浅红，肉质坚而细，富有弹性。

❖ **教你巧贮藏**

买回的新鲜羊肉要及时进行冷却或冷藏，使肉温降到5℃以下，以便减少细菌生长，延长保鲜期。

鸡肉：补虚暖胃壮筋骨

性味归经：味甘，性温，入脾、胃经。

营养：含蛋白质、脂肪、蛋氨酸、赖氨酸、无机盐、维生素A、维生素C、维生素E、B族维生素和胆固醇等。

功效：有补虚暖胃、温中益气、强筋壮骨的功效。鸡肉含有较多的不饱和脂肪酸，能够降低对人体健康不利的低密度脂蛋白胆固醇。鸡皮中含有大量胶原蛋白，能补充皮肤所缺少的水分和弹性，延缓皮肤衰老。

❖ **食用小提示**

1.鸡肉对营养不良、畏寒怕冷、乏力疲劳、月经不调、贫血、虚弱等症有很好的食疗作用。

2.鸡肛门上方的肥肉块是淋巴最集中处，贮藏了很多病毒和致癌物质，不宜食用。鸡肉不宜与大蒜、鲤鱼、兔肉、芥末同食。

3.鸡肉的营养高于鸡汤，所以不要只喝鸡汤而不吃鸡肉。

4.痛风病人不宜喝鸡汤，因鸡汤中含有很高的嘌呤，会加重病情。

❖ **烹调小提示**

1.鸡肉用药膳炖煮，营养更全面。

> **实用小妙招**
>
> • 鸡肉肉质细嫩，肉中几乎没有筋络，所以必须顺着鸡肉纤维的纹路切，才能切出整齐划一、又细又长的鸡肉丝。
> • 鸡肉与当归、桂圆煮汤，常食能消除皱纹，使肌肤白嫩。

2.带皮的鸡肉含有较多的脂类物质，肥胖者应该去掉鸡皮再烹制。

❖ 教你巧选购

1.新鲜的鸡肉肉质排列紧密，颜色呈干净的粉红色且有光泽，鸡皮呈米色并具有光泽和张力，毛囊突出。

2.不要挑选肉和皮的表面比较干或者含水较多、脂肪稀松的鸡肉。

❖ 教你巧贮藏

鸡肉比较容易变质，购买后要马上放进冰箱里。如果一时吃不完，要将剩下的鸡肉立即冷冻起来或煮熟后冷冻保存。

鸭肉：清肺解热消水肿

性味归经：味甘、咸，性微寒，入脾、胃、肺、肾经。

营养：含蛋白质、脂肪、糖类、无机盐、维生素类，以B族维生素和维生素E含量较多。鸭肉含饱和脂肪酸量比猪、羊肉少，如摄入太多饱和脂肪酸，会形成动脉粥样硬化，所以，吃鸭肉比猪、牛、羊肉好。

功效：鸭肉寒凉，有滋阴补血、清肺解热、大补虚劳、消水肿的功效。

❖ 食用小提示

1.适宜营养不良、水肿或产后、病后体虚之人食用。

2.胃部冷痛、腹泻清稀、腰痛及寒性痛经之人慎食。

❖ 烹调小提示

炖制老鸭时，加几片火腿或腊肉，能增加鸭肉的鲜香味。

> **实用小偏方**
>
> · 鸭肉与大米煮成粥食用，有养阴补益、消水肿的功效，可帮助治疗体虚水肿。

带鱼：保护心血管系统

性味归经：味甘，性温，入肝、脾经。

营养：带鱼的脂肪含量高于一般鱼类，多为不饱和脂肪酸。带鱼含有丰富的镁元素，还含有一种抗癌物质。

功效：具有降低胆固醇的作用。对心血管系统有很好的保护作用，有利于预防高血压、心肌梗死等心血管疾病，对白血病、胃癌、淋巴肿痛也有一定疗效。

❖ 食用小提示：

1.带鱼富含营养，适宜身体虚弱、头晕、腰酸者食用。

2.不要贪食带鱼，否则易伤脾肾，诱发旧病，尤其是患有脾肾疾病者应慎食。

❖ 烹调小提示

带鱼腥气较重，不适合清蒸，最好是红烧或糖醋。

❖ 教你巧选购

新鲜的带鱼鱼鳞不脱落或少量脱落，呈银灰白色，略有光泽，无黄斑，无异味，肌肉有坚实感。

❖ 教你巧贮藏

将买来的带鱼洗干净，控干水分，切成小段，然后抹上少许盐放入冰箱冷冻，这样既可以使带鱼入味，又可以保存较长的时间。

实用小妙招

- 清除带鱼鳞时，可以拿湿布直接在鱼背上擦抹，这样就可以把鱼鳞去掉。然后将湿布洗净晾干，下次可以继续使用。
- 如果带鱼比较脏，可用淘米水擦洗，也可把带鱼先放在碱水中泡一下，再用清水冲洗，既容易洗净，又能去掉腥味。

鲫鱼：促进乳汁分泌

性味归经：味甘，性平而温，入脾、肾经。

营养：肉质细嫩，含丰富的蛋白质、脂肪、糖类、钙、磷、铁、维生素 B_1、烟酸、维生素 B_{12} 等。

功效：有利尿消肿、益气健脾、开胃调气、清热解毒、通乳的功效。用于辅助治疗食欲缺乏、消化不良、子宫脱垂、脾虚水肿、糖尿病等症。

∵ 食用小提示

1.产后、手术后、病后体虚者，经常吃一些鲫鱼有利于身体的恢复。

2.肝炎、肾炎、高血压、心脏病、慢性支气管炎等疾病的患者可经常食用，以补营养，增强抗病能力。

3.鲫鱼子含胆固醇较高，中老年高脂血症患者不宜多吃。

∵ 烹调小提示

1.在熬鲫鱼汤时，可以先用油煎一下，再用凉水小火慢熬，鱼肉中的嘌呤就会逐渐溶解到汤里，整个汤呈现乳白色，味道更鲜美。

2.炸鱼时，先要在鱼身上抹一些干淀粉，这样既可以使鱼保持完整，又可以防止鱼被炸糊。

实用小偏方

- 鲫鱼与冬瓜炖汤，喝汤吃鱼，每天一次，可消水肿。
- 鲫鱼与豆腐炖汤，适合儿童感冒时食用，一方面可以增加营养，另一方面可以清热生津、健脾开胃，有利于小儿身体早日康复。
- 鲫鱼加红糖炖服，能滋阴补肺、益气化痰，对患有慢性支气管炎者有很好的食疗作用。

∵ 教你巧选购

鲫鱼要买身体扁平颜色偏白的，肉质会很嫩，不要买黑乎乎的那种，肉太老。新鲜鱼的眼略凸，眼球黑白分明，眼面发亮；次鲜鱼的眼下陷，眼面发浑。

活鲫鱼可放入水盆中，每天换水，一般能存活2周左右。

鲤鱼：利水，消肿，安胎

性味归经：味甘，性平，入脾、肾经。

营养：含蛋白质、脂肪、多种维生素、蛋白酶、钙、铁、烟酸等。

功效：有健脾益气、利水消肿、止咳镇喘、安胎通乳、清热解毒的功效。用于脾虚水肿、小便不利、乳汁不通、咳嗽气逆等症的辅助调养。

❖ **食用小提示**

1.用活鲤鱼和猪蹄炖汤服用，可辅治产妇少乳。

2.鲤鱼胆汁有毒，吞食生熟鱼胆都会中毒，引起胃肠症状、肝肾衰竭、脑水肿、中毒性休克，严重者可致死亡。

3.鱼脊上的两筋及黑血不可食用，含有毒成分。

❖ **烹调小提示**

鲤鱼两侧皮内各有一条似白线的筋，在烹制前要把它抽出，这样可去除它的腥味。抽筋时，应在鱼的一边靠鳃后处和离尾部约1寸的地方各横切一刀至脊骨，再用刀从尾向头平拍，使鳃后刀口内的筋头冒出，用手指尖捏住筋头一拉便能抽出。

实用小偏方

- 鲤鱼与赤小豆煮熟后，吃鱼喝汤，可以利尿消肿。
- 将鲤鱼焙干，研成粉末，每次3～5克，用米酒调服，可辅助治疗乳汁不通。

❖ **教你巧选购**

鲤鱼体呈纺锤形、青黄色，最好的鱼游在水的下层，呼吸时鳃盖起伏均匀，生命力旺盛。稍差的鱼游在水的上层，鱼嘴贴近水面，尾部下垂。

❖ **教你巧贮藏**

如果不需保存较长时间，则可以用一张浸湿的薄纸蒙在鲤鱼眼睛上，然后放入塑料袋中，置于冰箱冷藏，可保存 1 ～ 2 天。

黄鱼：补养元气理气血

性味归经：味甘，性平，入肾、胃经。

营养：黄鱼含有丰富的蛋白质、脂肪、钙、磷、铁、维生素 B_1、维生素 B_2、烟酸等。

功效：有补养元气、调理气血的功效。用于血亏、元气大虚、消化性溃疡、肺结核、肾结核、再生障碍性贫血等病症的辅助调养。黄鱼含硒量较高，能清除人体代谢产生的自由基，延缓衰老，并对各种癌症有一定预防功效。

∵ 食用小提示

1. 过敏体质慎食。该鱼含有寄生虫，不宜生食。

2. 经常食用黄鱼，能增进食欲，辅治脾胃疾患和尿路结石等症。

3. 黄鱼属于近海鱼，易受污染，所以尽可能地不要吃或少吃鱼头、鱼皮和内脏。

∵ 烹调小提示

1. 清洗黄鱼不必剖腹，可以用筷子从口中搅出肠肚，再用清水冲洗几遍即可。

2. 煎鱼时，先把锅烧热，再用油滑锅，当油烧至八成热冒青烟时放入鱼，不易粘锅。

实用小偏方

用香油将黄鱼的鱼鳔炸酥后压碎吞服，对缓解食道癌、胃癌、鼻咽癌有一定疗效。

∵ 教你巧选购

黄鱼的背脊呈黄褐色，腹部金黄色，鱼鳍灰黄，鱼唇橘红，应选择体型较肥、鱼肚鼓胀的，比较肥嫩。

∵ 教你巧贮藏

黄鱼去除内脏，清除干净后，用保鲜膜包好，再放入冰箱冷冻保存。

鲈鱼：健脾胃，止咳化痰

性味归经：性温，味甘，入脾、肾经。

营养：富含易消化的蛋白质、脂肪、糖类、无机盐及多种维生素等。

功效：有健脾胃、补肝肾、止咳化痰的功效。用于辅助治疗脾胃虚弱、消化不良、水肿等症。

❖ 食用小提示

鲈鱼肉易消化，适合慢性肠炎、慢性肾炎、习惯性流产者食用。

❖ 烹调小提示

烹制鲈鱼时，最好先把内脏除去，清洗干净后再进行烹调。

❖ 教你巧选购

1.鲈鱼体背部呈灰色，两侧及腹部呈银灰色，体侧上部及背鳍有黑色斑点，斑点随年龄的增长而减少。

2.冬天，鲈鱼肥腴可人，肉白如雪，鱼肉细腻，是最好的品尝鲈鱼的季节。

❖ 教你巧贮藏

鲈鱼一般使用低温保鲜法，去内脏清洗干净后，用保鲜膜包好，放入冰箱冷冻保存。

实用小偏方

- 鲈鱼加适量姜、葱煮汤食用，可辅助治疗小儿消化不良。
- 将鲈鱼肉、白术、陈皮一起煮汤食用，可帮助治疗脾虚泄泻、慢性胃痛。

鳝鱼：辅助调节血糖

性味归经：味甘，性温，入肝、脾、肾经。

营养：鳝鱼中含有丰富的蛋白质和卵磷脂，且维生素 A 含量相当高，还含有特种物质"鳝鱼素"。

功效：有补脑健身、补气养血、温阳健脾、滋补肝肾、祛风湿的功效。能辅助降低血糖和调节血糖，对糖尿病有一定治疗作用。另外，还可以增进视力。

❖ 食用小提示

1. 鳝鱼含脂肪极少，是糖尿病患者的理想食品。

2. 鳝鱼不宜过量食用，否则不易消化，还可能引发旧症。

3. 不宜生食或半生不熟食之，因鳝鱼体内有颌口线虫和囊蚴寄生虫。

❖ 烹调小提示

将鳝鱼背朝下铺在砧板上，用刀背从头至尾拍打一遍，这样可以使烹调的时候受热均匀，更易入味。鳝肉紧，拍打的时候可以用力大些。

❖ 教你巧选购

鳝鱼要挑选大的、肥的、体色为灰黄色的活鳝，灰褐色的鳝鱼最好不要买。

实用小偏方

- 将鳝鱼放在水桶或水泥池内，让它自由游动，勤换清水，至少要放1天以上的时间，这样才能清除它的表面污物和鳃内泥沙。

❖ 教你巧贮藏

1. 鳝鱼最好现杀现烹，不要吃死鳝鱼。如果需要存放一两天，可以买几条泥鳅跟鳝鱼一起放在盆里，这样可以保持鳝鱼鲜活的品质。

2. 不宜冷藏鳝鱼，否则容易产生致癌物质。

鳕鱼：提高记忆力

营养：鳕鱼富含多烯脂肪酸，并含有球蛋白、白蛋白以及儿童发育所必需的各种氨基酸，易被消化吸收。

功效：有预防心血管病的功效，还有抗炎、抗癌、增强免疫功能及促进生长的功效。能促进智力和记忆力的增长。

❖ 食用小提示

鳕鱼为高营养、低胆固醇的食物，易吸收，并含儿童发育所必需的各种氨基酸，是老少皆宜的食品。

❖ 烹调小提示

需要先油煎一下的话，可先在鱼的表面抹一层鸡蛋液，可使鱼不粘锅、不破碎。

❖ 教你巧选购

新鲜鳕鱼以颜色雪白且未解冻过的为宜，可精选鱼身中间部位切下的"全片鳕鱼"。

❖ 教你巧贮藏

鱼肉上撒些食盐，用保鲜膜包起来，放入冰箱冷冻室，这样不仅可以去腥、抑制细菌繁殖，而且能增添鳕鱼的美味及延长保存期。

实用小偏方

冰冻鳕鱼块含水量大，肉质嫩滑，如果泡在水里解冻一则营养流失，二来会把鱼肉泡得软糟糟的，所以要在前一天晚上把它放在冷藏室自然解冻。

虾：补肾壮阳

性味归经： 味甘，性温，入肝、肾经。

营养： 含蛋白质、脂肪、无机盐、糖类、烟酸、维生素 A 等。

功效： 有补肾壮阳、通乳的功效，虾皮有镇静作用。

❖ 食用小提示

1.虾最好与姜、醋等佐料共同食用，既能杀菌，又可去腥。

2.虾肉中含有丰富的钙质和维生素，是准妈妈不可多得的营养食品。

3.虾为发物，有过敏性疾病者不宜食。患有皮肤湿疹、癣症、皮炎、疮毒等皮肤瘙痒症者以及阴虚火旺者最好不要食用。

4.虾黄的味道虽然鲜美，但是胆固醇含量相对较高，患有心血管病的人和老人不宜多吃。

❖ 烹调小提示

煮虾的时候滴少许醋，可让煮熟的虾壳颜色鲜红亮丽，吃的时候，壳和肉也容易分离。

❖ 教你巧选购

鲜虾体形完整，呈青绿色，外壳硬实、发亮，头体紧紧相连，肉质细嫩，有弹性、光泽。不新鲜的虾外壳暗淡，呈白色，逐渐变红，虾体柔软，头、体相离，肉黏、无光泽。

❖ 教你巧贮藏

挑出虾的泥肠，剥除虾壳，然后洒上少许酒，控干水分，再放进冰箱冷冻。

实用小偏方

- 韭菜炒鲜虾，辅治青年人思念不遂、肝气抑郁所致的阳痿。
- 鲜虾仁、核桃仁、猪肾炒熟食用，每日1~2次，可辅治肾虚、月经过多等病症。

秘密67　菌藻的营养

香菇：消除胆结石

性味归经：性平，味甘，入胃经。

营养：含有 30 多种酶和 18 种氨基酸。

功效：有补气益胃、降压、降脂、降胆固醇及抗癌的功效，还可辅助调节人体新陈代谢，帮助消化，消除胆结石，辅治佝偻病。

❖ 食用小提示

香菇可作为高血压、高脂血症、高胆固醇血症、心血管疾病、糖尿病及癌症患者的辅助食疗菜肴，可长期食用。

❖ 烹调小提示

1.加工干香菇前，先用水将香菇表面冲洗干净，然后伞盖朝下放在温水盆中浸泡，等香菇变软、伞盖张开后，用手朝一个方向轻轻旋搅，让泥沙沉入盆底，用清水漂洗一下即可。

2.浸泡香菇不宜用凉水，也不要浸泡时间太长，不然会损失营养。

实用小偏方

· 香菇与冬瓜共煮，适合年老体弱、久病气虚者食用。

❖ 教你巧选购

香菇以外表干燥、菇体完整、有厚度、表面深褐色、伞内颜色米白色的为最好，菇伞大且肉厚浑圆，盖边完整，气味香浓，菇柄切口粗圆、紧贴菇盖底部的质量较好。

❖ 教你巧贮藏

最好把干香菇放在密封的容器里避光保存，也不要与生腥食物或化学物品混放在一起，否则香菇吸附了异味就无法食用了。

平菇：增强机体免疫功能

性味归经：性温，味甘，入肝、胃经。

营养：平菇中含蛋白多糖体和微量牛磺酸。

功效：能增强机体免疫力，对脂类物质的消化吸收和溶解胆固醇都有重要作用。可以舒筋活络、调节自主神经，对缓解腰腿疼痛、手足麻木、慢性胃炎、胆结石等有一定疗效。

❖ 食用小提示

1.平菇有滋补强壮、利水消肿的作用，适合产妇食用。

2.平菇可降低胆固醇，是老年人、心血管疾病与肥胖症患者的保健食品。

❖ 烹调小提示

如果平菇表面有黏稠物，可以将平菇放在**淡盐水中浸泡5分钟左右**，然后再轻轻擦洗。

❖ 教你巧选购

质量较好的平菇平顶、片大、呈浅褐色，菌伞较厚，伞的边缘完整，破裂口较少，菌柄较短。

> **实用小偏方**
>
> · 平菇与豆腐炖汤，可以益气和中、生津润燥、降脂降压，有利于老年体弱者对营养的吸收。

❖ 教你巧贮藏

保存平菇要将平菇装入塑料袋中，置于干燥处。

金针菇：提高智力

性味归经：性寒，味甘咸，入肝、胃经。

营养：金针菇富含赖氨酸和精氨酸，还含有朴菇素和活性多糖。

功效：能促进儿童生长发育，提高智力，还对肝炎、胃溃疡等疾病有一定食疗效果。常食可帮助降低血压和血中胆固醇，延缓衰老。

❖ 食用小提示

1. 金针菇是**儿童保健增智**、**老年人延年益寿**、**成年人增强记忆力**的必需食品。

2. 金针菇有补益气血的作用，对妇女产后恢复很有帮助。

❖ 教你巧选购

新鲜的金针菇以未开伞、菇体洁白如玉、菌柄挺直、均匀整齐、无褐根、基部少粘连的为上品。

❖ 教你巧贮藏

将金针菇晒干，然后用塑料袋包好，可以保存一段时间。

海带：补碘

性味归经：味咸，性寒，入肺经。

营养：富含碘、钙、铁、胡萝卜素和纤维素、褐藻胶等。

功效：有软坚化痰、清热利水的功效。常吃海带可帮助血液中胆固醇含量降低，对血管硬化、冠心病、高血压等有一定预防和辅助治疗的功效。海带还含有甘露醇，对治疗急性肾衰竭、脑水肿、急性青光眼有一定作用。

❖ 食用小提示

1. 海带中富含碘，对脱发和甲状腺肿大患者有疗效，还可预防成年人因碘缺乏造成的智力低下或痴呆症。

2. 吃海带后不要马上喝茶，也不要立刻吃酸涩的水果，否则会阻碍铁的吸收。

3. 患有甲亢的病人不要吃海带，因海带中碘的含量较丰富，可能会加重病情。

4. 孕妇和乳母不要多吃海带，因为海带中的碘可随血液循环进入胎儿和婴儿体内，引起甲状腺功能障碍。

❖ 烹调小提示

1. 海带含有较高的有毒金属砷，因此烹制前应先用清水漂洗，然后浸泡12~24小时，并要勤换水，这样就可以放心地制作美味了。

2. 用淘米水泡发海带，既易发、易洗，烧煮时也易酥软；也可在煮海带时加少许食用碱或小苏打，但不可过多，煮的时间也不可过长。

3. 把干海带隔水蒸半小时左右，然后用清水泡一夜，这样可使海带又脆又嫩。

❖ 教你巧选购

选择干海带时，应挑选叶片较大、叶柄厚实、干燥、无杂物的；选择水发海带时，应选择整齐干净、无杂质和异味的。

❖ 教你巧贮藏

将海带密封后，放在通风干燥处，就可保存很长时间。

实用小妙招

- 将干海带放入米袋中，可防止米霉变和生虫。

秘密68 水果的营养

西瓜：清热解暑

性味归经： 味甘，性寒。

营养： 含苹果酸、磷酸、果糖、葡萄糖、氨基酸、番茄红素、胡萝卜素、维生素 C 等。

功效： 有清热解暑、除烦止渴、利尿的功效。西瓜果汁与西瓜皮均有一定的利尿、消除肾脏炎症、调控血压等作用。适用于暑热口渴、口疮、牙痛、高血压、咽痛、小儿夏季热病、口舌糜烂、红眼病等的辅助调养。新鲜的西瓜汁和鲜嫩的瓜皮可增加皮肤弹性，减少皱纹，增添光泽，是高效经济的护肤佳品。

❖ 食用小提示

1.患有肾炎、发热的病人适宜食用。美容爱好者更适用。

2.西瓜是夏令瓜果，冬季不宜多吃，不要吃刚从冰箱里拿出来的西瓜。

3.脾胃虚寒、消化不良及有胃肠道疾患者不宜一次吃太多。西瓜含糖量高，糖尿病患者要慎食。

4.口腔溃疡和感冒初期患者不宜多吃西瓜。

苹果：和脾止泻

性味归经： 味甘，性凉。

营养： 苹果富含糖类、苹果酸、奎宁酸、柠檬酸、酒石酸、膳食纤维、维生素 C 等。

功效： 有生津止渴、解暑除烦、和脾止泻的功效。用于严重水肿、妊娠反应、慢性腹泻、结肠炎、幼儿消化不良、老年人及体虚便秘、气管炎、多痰、牙龈出血、高血压、咳嗽、痢疾、咽干口渴、少食腹泻等病症的辅助调养。

❖ 食用小提示

苹果含糖较丰富，糖尿病患者不要多吃。

梨：润肺清热

性味归经： 味甘、微酸，性凉。

营养： 含维生素 C、苹果酸、钙、磷、铁、糖类等。

功效： 有生津止渴、润肺清热、止咳化痰的功效。用于气喘咳痰、肺热咳嗽、感冒咽痛、失音、咯血、吐血、尿血、便血、百日咳、肺结核、咽炎等病症的辅助调养。

❖ 食用小提示

1.梨性寒凉，一次不要吃过多。

2.脾胃虚寒的人不宜食生梨，可把梨切块煮水食用。

杏：提高食欲

性味归经： 味酸、甘，性温。

营养： 含糖、微量蛋白质、钙、磷、柠檬酸、苹果酸、胡萝卜素、挥发油等。

功效： 有润肺定喘、生津止渴的功效。用于咳嗽、烦渴、食欲不佳者的辅助调养。

❖ 食用小提示

1.不可食用过多，以免伤脾胃。

2.苦杏仁可以分解成有毒的氢氰酸，不宜生吃或大量煮食苦杏仁，以免中毒。

桃：生津止渴

性味归经：味辛、酸、甘，性热。

营养：含糖、蛋白质、维生素 C、钙、磷、铁、镁、钾、钠、挥发油、苹果酸、柠檬酸等。

功效：有补气养血、生津止渴、润肠通便的功效。用于便秘、虚劳喘咳、贫血、高血压等病症的辅助调养。

❖ **食用小提示**

桃子含糖量较高，糖尿病患者应慎食。

樱桃：益气，祛风湿

性味归经：味甘，性温。

营养：含糖、蛋白质、维生素 C、胡萝卜素、钙、磷、铁等。

功效：有益气、祛风湿的功效。用于风湿性关节炎、腰膝酸痛、关节不利、血虚头晕、贫血、体质虚弱、心悸等病症的辅助调养。

❖ **食用小提示**

樱桃性温热，热性病及虚热咳嗽者应慎食。

香蕉：润肠解毒

性味归经：味甘，性寒。

营养：含淀粉、蛋白质、脂肪、糖类、无机盐、维生素 A、B 族维生素、维生素 C、维生素 E 等。

功效：有清热、润肠、解毒的功效。用于牙痛、便秘、热病烦渴、咽干喉痛、肺热喘咳、各种疮痈肿痛、高血压、动脉硬化、冠心病等病症的辅助调养。果皮水煎可解酒。

❖ **食用小提示**

胃酸过多者不宜吃，胃痛、消化不良、腹泻者不宜多食。

香蕉不宜在冰箱内存放。

橙子：生津止渴

性味归经： 味酸，性凉。

营养： 含橙皮素、柠檬酸、苹果酸、琥珀酸、糖类、果胶、挥发油和维生素 C 等。

功效： 有生津止渴、开胃下气、清肠通便、化痰解毒、醒酒、增强毛细血管韧性的功效。用于痔疮肿痛、高血压、心脏病、高脂血症、胆囊疾病的辅助调养。还能增加皮肤弹性、减少皱纹。

❖ 食用小提示

1. 吃橙子前后 1 小时内不要喝牛奶，因为牛奶中的蛋白质遇到果酸会凝固，影响消化吸收。

2. 橙子不宜多食，以免发生胡萝卜素血症。

3. 饭前或空腹时不宜食用。

4. 不宜用橙皮泡水饮用，因为橙皮上一般都会有保鲜剂，很难用水洗净。

❖ 教你巧选购

挑选时外皮颜色越深，说明越成熟，含糖量越高；重量大者，水分含量高。

菠萝：消食止泻，利小便

性味归经： 味甘，性平。

营养： 含糖类、蛋白质、淀粉、脂肪、维生素 B_1、维生素 B_2、维生素 C、胡萝卜素、烟酸、钙、磷、铁、有机酸和菠萝蛋白酶等。

功效： 有清热解暑、利小便、消食止泻的功效。用于中暑、肾炎水肿、支气管炎、食积不化、腹胀吐泻等病症的辅助调养。

❖ **食用小提示**

1.患有溃疡病、肾脏病、凝血功能障碍的人应禁食菠萝。发烧及患有湿疹疥疮的人不宜多吃。

2.对菠萝过敏者，食用后15～60分钟内会出现腹痛、呕吐、腹泻、头晕、皮肤潮红、全身发痒、四肢及口舌发麻，严重的还可能出现呼吸困难甚至休克的症状，故吃菠萝时应先把菠萝去皮切成片，然后放在淡盐水里浸泡30分钟，再用凉开水浸洗，去掉咸味再食用。

葡萄：适合体弱者食用

性味归经：味甘、酸，性平。

营养：含糖、蛋白质、钙、磷、铁、胡萝卜素、单宁酸、柠檬酸、苹果酸、维生素 B_1、维生素 B_2、烟酸、维生素 C 等。

功效：有补虚益寿、除烦止渴、利小便的功效。用于血小板减少或粒细胞减少症、恶性贫血、病后体弱、咽干、营养不良性水肿、神经衰弱、尿短赤有涩痛感、尿血、高血压、胃热口渴、便秘等病症的辅助治疗。

❖ **食用小提示**

1.葡萄干含糖、铁较多，更适合儿童、妇女、体弱贫血者作为补品食用。

2.吃葡萄后不能立刻喝水，否则很容易发生腹泻。

3.吃葡萄应尽量连皮一起吃，因为葡萄的很多营养都存在于皮中。

4.葡萄的含糖量很高，所以糖尿病患者应慎食葡萄。

柠檬：生津止渴，开胃

性味归经：味酸、甜。

营养：含糖类、钙、磷、铁、维生素 B_1、维生素 B_2、维生素 C、烟酸、柠檬酸、苹果酸等。

功效：有生津止渴、开胃消食的功效。用于暑热消渴、咽喉炎症、消化不良、咳嗽痰多、小儿百日咳、维生素缺乏症、高血压、急性胃肠炎等病症的辅助调养。

❖ 食用小提示

1.胃、十二指肠溃疡或胃酸过多者不宜食用。

2.患有龋齿的人和糖尿病患者应少食柠檬。

大枣：益气健脾

性味归经：味甘，性温。

营养：含蛋白质、糖类、有机酸、维生素 A、维生素 B_2、维生素 C、钙、磷、铁等。

功效：有和中健脾、益气生津、保护肝脏的功效。用于高胆固醇血症、疲劳烦闷、脾胃虚弱、倦怠无力、老年体弱、大便稀、小儿腹泻、营养不良、胃气不和、产后气短、腹胀及各种贫血等症的辅助治疗。

❖ 食用小提示

1.枣皮中含有丰富的营养成分，炖汤时应连皮 一起烹调。

2.过多食用会引起胃酸过多和腹胀。

3.腐烂的大枣在微生物的作用下会产生果酸和甲醇，人吃了烂枣会出现头晕、视力障碍等中毒反应，严重者可危及生命。

山楂：活血降脂

性味归经：味酸、甘，性微温。

营养：含酒石酸、柠檬酸、山楂酸、酶类、糖类、维生素 C、蛋白质及脂肪等。

功效：有消食积、活血降脂的功效，用于食积腹胀、小儿乳食停留、肥胖、脂肪肝、胆囊炎、冠心病、便秘、妇女闭经或量少、高血压、高脂血症等病症的辅助调养。

❖ 食用小提示

山楂具有降血脂的作用，血脂过低的人多食山楂会影响健康。

枇杷：改善急性咽喉炎

性味归经： 味甘、酸，性凉。

营养： 含脂肪、糖类、蛋白质、纤维素、果胶、钠、钾、铁、钙、磷及维生素 B_1、维生素 C 等。

功效： 有润肺止渴、止咳下气的功效。用于肺热咳嗽、咯血久咳、急慢性咽喉炎、咽干、尿短赤等病症的辅助调养。

∵ 食用小提示

1. 枇杷仁有毒，不可食用。多食枇杷易助湿生痰，不可食用过量。

2. 枇杷含糖量高，糖尿病患者应少食。

桑椹：补益肝肾

性味归经： 味甘，性寒。

营养： 含糖、苹果酸及维生素 B_1、维生素 B_2、维生素 C 和胡萝卜素、桑椹油。另含无机盐、维生素 A 和维生素 D、挥发油等。

功效： 有补益肝肾、增强免疫功能的功效。可用于腰膝酸软无力、老年人大便秘结、水肿、心肾衰弱失眠、习惯性便秘、神经衰弱、病后体弱、眼目昏花、须发早白、遗精、贫血、高血压引起的头痛等病症的辅助调养。

∵ 食用小提示

1. 桑椹有黑、白两种，鲜食以紫黑色为补益上品。

2. 未成熟的桑椹不能吃。

3. 熬桑椹膏时慎用铁器。

4. 因桑椹中含有溶血性过敏物质及透明质酸，过量食用后容易发生溶血性肠炎。

5. 桑椹含糖量高，糖尿病患者应少食。

草莓：调理咽喉肿痛

性味归经： 味酸、甘，性平。

营养： 含糖、蛋白质、脂肪、有机酸、维生素 B$_1$、钙、铁、磷等。

功效： 有清暑解热、生津止渴、利尿止泻的功效。用于糖尿病、夏季腹泻、干咳无痰、咽喉肿痛、声音嘶哑、食积、胃部胀痛、尿涩痛、营养不良等症的辅助调养。

❖ 食用小提示

1. 草莓表面粗糙，不易洗净，用淡盐水或高锰酸钾水浸泡 10 分钟，既可以杀菌又较易洗净。

2. 本品含草酸钙较多，尿路结石病人不宜多食。

荔枝：补血生津

性味归经： 味甘、酸，性温。

营养： 含糖类、蛋白质、脂肪、维生素 C、维生素 A、B 族维生素、叶酸、柠檬酸、苹果酸等，另含多量游离的精氨酸和色氨酸。

功效： 有养阴生津、补血、理气止痛的功效。用于脾虚泄泻、气虚胃寒所致的打嗝、贫血、老人五更泻等的辅助调养。

❖ 食用小提示

不宜一次食用过多或连续多食，尤其是老人、小孩和糖尿病患者。大量食用鲜荔枝，会导致人体血糖下降，出现口渴、出汗、头晕、腹泻，甚至出现昏迷和循环衰竭等现象，即荔枝病。

秘密69 干果的营养

白果：解酒，止尿频

性味归经：味甘、苦、涩，性平，入肺、肾经。

营养：含蛋白质、脂肪、糖类、钙、磷、铁、胡萝卜素、维生素 B_2 以及多种氨基酸。

功效：有调节免疫功能、延缓衰老、敛肺定喘、抗肿瘤、抗过敏、祛痰、降血压的功效。白果酸能抑制结核杆菌、葡萄球菌、链球菌、大肠杆菌、伤寒杆菌等细菌。用于肺结核、气管炎、潮热、倦怠、咳嗽、咳痰、咯血、咽干、口渴、白带、遗精、下元虚惫之小儿腹泻等病症的辅助调养。生食能解酒，熟食能止尿频数。

❖ 食用小提示

过多食用可引起中毒。小儿、体弱者慎食。

莲子：养心，安眠

性味归经：味甘、涩，性平，入脾、肾、心经。

营养：富含蛋白质、脂肪、淀粉等营养成分。

功效：能养心、益肾、补脾，可辅助治疗夜寐多梦、遗精、淋浊、久痢、虚泻等症。

❖ 食用小提示

消化不良以及大便干燥的人不宜多食。

✥ 烹调小提示

1.为了缩短莲子的烹调时间,一定要先用热水泡一会。

2.火锅内适当加入莲子,可均衡营养。

✥ 教你巧选购

挑选莲子以饱满圆润、粒大洁白、口咬脆裂、芳香味甜、无霉变虫蛀的为佳。

✥ 教你巧贮藏

莲子应保存在干爽处。如果莲子受潮生虫,应立即晒干或用火焙干,等热气散尽凉透后再收藏。

实用小偏方

- 将莲子心用开水浸泡饮用,可预防口干舌燥、嗓子疼痒、声音嘶哑。
- 将莲子捣碎,敷在脓肿处,有助于康复。

栗子：壮腰补肾

性味归经: 味甘,性温。

营养: 含糖、脂肪、蛋白质、维生素 C、钙、铁、钾、脂肪酶等。

功效: 有养胃健脾、壮腰补肾、活血、止血的功效。用于小儿口疮、虚寒泄泻、气管炎、肾虚腰膝无力、小儿脚弱无力、筋骨肿痛、维生素 B_2 缺乏症、腹泻、骨折后出血肿痛、遗精、白带、筋骨肿痛、心悸失眠、慢性肾炎、小儿消化不良等症的辅助调养。

✥ 食用小提示

栗子生吃难消化,熟食又易滞气,所以一次不宜多食。脾胃虚弱者、产后女性、小儿、病人不宜多食。

葵花子：平肝养血

性味归经: 味甘,性平。

营养: 富含脂肪、亚油酸、磷脂、蛋白质、糖类、钙、磷、铁、多种维生素和多种氨基酸及不饱和脂肪酸等。

功效： 有平肝养血、降低血压和胆固醇的功效。用于头晕痛、高血压、蛲虫病、血友病等病症的辅助调养。

❖ **食用小提示**

1.经常用牙齿嗑葵花子可损伤牙釉质，耗费唾液，久而久之会影响人的口腔健康，甚至影响消化。

2.每晚嗑一小把葵花子，可帮助安眠。

3.葵花子一次不宜吃得太多，以免上火、口舌生疮。

花生：润肺和胃，养血

性味归经： 味甘，性平。

营养： 含脂肪、蛋白质、氨基酸、卵磷脂、嘌呤、花生碱、维生素 B_1、淀粉、纤维素、无机盐、植物血细胞凝集素等。

功效： 润肺和胃、养血。用于过敏性紫癜、血小板减少性紫癜、嗓子哑、呕吐、咳嗽痰喘、老年性慢性气管炎、身体虚弱、食欲缺乏、血尿、支气管扩张咯血、慢性肝炎、胃炎、肺气肿、冠心病、心力衰弱、心律不齐、慢性肾炎、小儿百日咳、脚气、产后乳汁少等症辅助治疗。

❖ **食用小提示**

1.花生连红衣一起与红枣食用，既可补虚，又能止血，身体虚弱的人宜常食。

2.花生炒熟或油炸后，性质热燥，不宜多食。

3.在花生的诸多吃法中以炖吃为最佳。

4.花生含油脂多，消化时需要多耗胆汁，故患胆道疾病者不宜食用。

5.花生能增进血凝、促进血栓形成，故患血黏度增高或有血栓的人不宜食用。

6.花生霉变后含有大量致癌物质，禁食霉变的花生。